U0805461

人文医学与卫生管理丛书

初级卫生保健：我国社区卫生服务治理化改革研究

周业勤 著

科学出版社
北京

内 容 简 介

1978 年，世界卫生组织发布了题为《初级卫生保健》的国际初级卫生保健会议报告。2008 年，世界卫生组织发布了题为《初级卫生保健：过去重要、现在更重要》的世界卫生报告，号召全体成员国重振初级卫生保健战略。本书以重振初级卫生保健为宗旨，反思了国际初级卫生保健运动的曲折历史，整合了生态学健康观、社区发展理论、治理理论的主要观点，建构了治理型社区卫生服务的理论模型，并对我国社区卫生服务当前面临的困境、治理化改革的实践路径和具体方法做出阐述。

本书适合于在社区卫生服务改革领域、社区建设领域、社区社会工作领域辛勤耕耘的研究工作者和实践工作者阅读。

图书在版编目（CIP）数据

初级卫生保健：我国社区卫生服务治理化改革研究/周业勤著.—北京：科学出版社，2014.6

（人文医学与卫生管理丛书）

ISBN 978-7-03-040802-0

Ⅰ.初… Ⅱ.周… Ⅲ.社区服务—卫生服务—医疗保健制度—体制改革—研究—中国 Ⅳ.R197.1

中国版本图书馆 CIP 数据核字（2014）113732 号

责任编辑：董 林 杨小玲 / 责任校对：邹慧卿

责任印制：徐晓晨 / 封面设计：王 浩

科 学 出 版 社 出版

北京东黄城根北街 16 号

邮政编码：100717

http://www.sciencep.com

北京凌奇印刷有限责任公司 印刷

科学出版社发行 各地新华书店经销

*

2014 年 6 月第 一 版 开本：B5（720×1000）

2020 年 7 月第三次印刷 印张：11 1/2

字数：217 000

定价：56.00 元

（如有印装质量问题，我社负责调换）

序

医学是以人的健康问题为研究对象的学科，生物医学和人文医学是构建当代医学的两大基本组成部分，两者的有机整合构成完整的医学体系。影响着人们的生理健康和疾病的状况及其转归的，不仅有生物因素、自然因素，还有人的心理世界、精神世界和世俗社会的各种因素。同时，卫生事业健康发展的合理规划，卫生政策的正确制定，医学研究和实践中所面临的伦理、法律和社会问题的处理，医学教育中医务人员和医学生的医学人文素质和能力的培养等重要问题，都需要生物医学和人文医学的协同合作。

人文医学是以医学人文的理论问题和实践问题为研究对象的学科体系。在人文医学内涵结构中，包含着医学哲学、医学伦理学、卫生法学、医史学、医学社会学、医学逻辑学、医患沟通学等交叉学科。这些学科对于阐述医学的人文本质和医学人文精神、探索医学发展和进步的史迹和规律、研究卫生法规和医学伦理原则在医学实践中的运用、揭示医患沟通的技巧和方法等，不仅具有重要的学术价值和医学实践意义，而且具有显著的医学教育学价值。人文医学承担着传输医学人文知识、塑造医学人文品格、提升批判性思维和医学人文关怀能力、训练和提高医患沟通技能等职能，在医学高等教育和继续医学教育中具有不可替代的作用。卫生事业管理研究是政府卫生决策的理论依据，涉及卫生政策的制定与实施、医院的管理与发展、卫生服务的质量与水平等与人民群众健康息息相关的问题，是医疗卫生事业发展不可忽视的重要学术研究活动。

南京医科大学的人文医学和卫生管理学科发展走过了80年的发展历程，学校秉承医学与人文融通，教学与科研并重，基础与应用结合的办学理念，十分重视人文医学和卫生管理学科的建设和发展。医政学院的教师们，肩负着医学与人文融通的重任，在人文医学和卫生事业管理领域中教书育人、悉心科研。撰写并出版了《人文医学与卫生管理丛书》，内容涉及医学哲学、生命伦理学、卫生法学、医学创新思维、佛教医学、民国医学教育、社区卫生服务、医疗体系、卫生服务公平性等等内容，展现了南京医科大学悠久的文化积淀和历史传承。这套学术丛书，有的是国家或省部级科研课题的学术研究成果，有的是多年学术研究的积累和提升的成果，凝聚着医政学院教师们精益求精和勇于探索的学术追求。人文医学和卫生管理研究是一项复杂的工程，《人文医学与卫生管理丛书》中还有些许问题值得商榷，还需要进行更加深入和细致的研究。但无论如何，这是一套值得一读的学术丛书。在这套丛书即将付梓之际，我欣然为之作序并向广大读者推荐。

南京医科大学党委书记、校长

陈　琪

2014 年 4 月 16 日

前　言

在理想和现实之间

1887年，德国现代社会学的奠基人之一，斐迪南·滕尼斯在《社区与社会》一书中建构了“社区”与“社会”这两种理想的社会关系类型，并用它们来描绘西方社会从传统向现代转型过程中社会关系变化的趋势。作为理想的社会关系类型，斐迪南·滕尼斯认为“社区”是指基于本质意志而产生的，靠习俗、情感和共同的义务来维系的，人与人之间亲密而又持久的社会关系。“社会”则是指基于选择意志产生的，靠法律强制来维系的，人与人之间相互算计的契约关系。在现实性上，斐迪南·滕尼斯传统社会的家族内部、村庄内部、小城镇上的邻里之间的人际关系趋近于“社区关系”，而现代大城市的人际关系趋近于“社会关系”。因此，斐迪南·滕尼斯的社区概念兼具理想和现实双重含义。在随后的社会学发展史上，不同的研究者出于不同的目的，或强调其理想的一面，或强调其现实的一面。但在社区发展领域，无论是研究工作者和实践工作者都致力于用理想的社区批判现实的社区，努力推动现实的社区向理想前进。

1978年，世界卫生组织和联合国儿童基金会共同主办了国际初级卫生保健会议，大会发布了题为《初级卫生保健》的会议报告。因为这次大会在前苏联的阿拉木图召开，所以这次的会议报告也被称之为《阿拉木图宣言》。《阿拉木图宣言》的宗旨是社区卫生保健与社区发展相结合，通过社区发展促进社区居民健康的发展。初级卫生保健战略发布不久即引起争议。反对者认为把卫生保健与社区发展结合起来，致使卫生保健的内容泛化，超出卫生保健系统的能力范围，过于理想化而难以实现，并提出作为替代性策略的、具有现实可行性的“选择性初级卫生保健”。支持者则认为妨碍健康的原因不仅有生物因素而且还有社会因素，要提高居民的健康水平，就必须在控制或消除妨碍健康的生物因素同时也控制或消除妨碍健康的社会因素。虽然争议的最终结果是反对者占上风，但支持者也从未放弃自己的理想，一直致力于用理想的初级卫生保健批判现实的初级卫生保健，努力推动现实的初级卫生保健向理想前进。

2008年，世界卫生组织发布了题为《初级卫生保健：过去重要、现在更重要》的年度世界卫生报告。报告在阐述初级卫生保健战略当代价值的基础上，号召全体成员国放弃选择性初级卫生保健战略，重振综合性初级卫生保健。这一号召在绝大多数成员国中（无论是发达国家还是发展中国家）都得到积极的响应。但是，令人遗憾的是，我国并不在这个绝大多数国家之中，被报告明确批评的、国际初级卫生保健领域中的一些错误做法却被我国的社区卫生服务视为重点发展方向。初级卫生保健的本质是什么，为什么说初级卫生保健过去重要、现在更重要，我国的社区卫生服务为什么没有响应重振初级卫生保健的号召，怎样改革我国的社区卫生服务才能让它担当起重振初级卫生保健的重任？对这些问题进行探索构成本书的核心议题。

社区卫生服务亦如社区发展一样兼具理想和现实双重性质，社区卫生服务发展的本质就是不断地从现实向理想迈进。因此，社区卫生服务的研究和实践都离不开理想与现实的张力，没有理想引导的现实和没有现实基础的理想都是没有意义的。在理想和现实中徘徊，试图准确地描述理想和现实并在二者之间建构桥梁是本书的根本目标。但囿于自己学术功力浅薄，书中肯定存在不少缺憾乃至谬误之处，如能得到学界专家同仁的批评指正，实乃本人之幸事。在本书的撰写和出版过程中，本人得到所在学校、学院及科学出版社的大力帮助和家人的理解和支持，谨在此表达我最真诚的感谢！

目　录

第一章　失落的初级卫生保健战略

以初级卫生保健为专题的《阿拉木图宣言》被誉为当代国际卫生发展史上的一次革命，它以部分国家和国际组织的经验为基础，系统地阐述了综合性初级卫生保健的战略。然而，仅在《阿拉木图宣言》发布一年之余，又有国际组织提出选择性初级卫生保健战略并迅速取代了综合性初级卫生保健。《阿拉木图宣言》的革命性何在？它又何以迅速被选择性初级卫生保健战略取代？

第一节　初级卫生保健战略的起源与背景

一、初级卫生保健战略起源

初级卫生保健（primary health care）战略的起源可以追溯到18世纪末至19世纪中叶的欧洲公共卫生运动。18世纪中叶的欧洲，工业革命兴起，大量农民流入城市转化为产业工人。资本家为了最大限度地榨取剩余价值，想方设法压低工人工资，迫使工人在极其恶劣的环境中工作。恶劣的生活环境和工作环境引发了严重的健康问题，“位于城市中最糟的区域里的工人住宅，和这个阶级的一般生活条件结合起来，就成为百病丛生的根源（恩格斯，2004）”。城市恶劣的公共卫生状况推动当时卫生工作的重点从个人卫生转向整个社会的卫生，欧文和圣・西门等乌托邦主义者把浓厚的人道主义思想带入公共卫生领域。当时，许多乌托邦主义者都是工业家，他们研究生活方式和健康之间的关系，呼吁人们需要未被污染的生物、空气、水和清洁的生活环境，希望能以此推动公共卫生的发展（沃林斯基，1999）。进入19世纪后，欧美国家的快速工业化引发了一系列的严重社会问题，以解决社会问题为目标的社会调查和社会改革运动开始兴起。一些社会思想家、医学家、社会改革家在有关社会问题的调查中或间接或直接地揭示了疾病发生和流行的社会原因，其中具有代表性的调查报告如埃德温・查德维克（Edwin Chadwick）于1842年撰写的《大英帝国工人卫生状况的调查报告》，弗里德里希・冯・恩格斯（Friedrich Von Engels）于1845年发表的《英国工人阶级生活状况报告》，鲁道夫・魏尔啸（Rudolph Virchow）于1848年撰写的《上西里西亚斑疹暴发原因及对策报告》等。这一时期公共卫生运动的基本原则包括：①人民有权获得健康，政府有义务为人民提供健康保障。②人们所患疾病与其行为方式及所处的社会文化环境有关。③消除疾病流行需要社会行动而不仅仅是医学治疗。在上述原则的指导下，以改善工人阶级的工作环境和生活条件为目的的公共卫生运动在欧洲展开并取得了显著的健康效果。

但到 19 世纪后期至 20 世纪中叶，生物医学获得快速发展，抗生素、疫苗相继问世并取得近乎神奇的临床效果。在生物医学的快速发展推动下，以医院为中心、药物治疗为手段的卫生保健体系在欧美国家迅速占据主导地位，并通过殖民统治传播到殖民地国家。在生物医学的影响下，公共卫生领域开始逐步接受了生物医学能够解决所有健康问题的观念，逐步弱化了用社会行动解决健康问题的集体行动路径，转而致力于药物和疫苗的开发和应用，生物医学模式逐步取代集体行动模式成为公共卫生领域的主导模式。

二、《阿拉木图宣言》的背景

20 世纪 50 年代的卫生保健领域，虽然生物医学在疾病治疗方面已经获得无可争辩的巅峰地位，但是以生物医学为基础和核心的卫生保健体系却开始受到质疑和批判。

首先是生物医学对健康的贡献受到质疑。英国史学家、社会医学家托马斯・麦基翁（McKeown and Brown，1955）通过自己的研究提出，18 世纪以来英格兰人口总体健康状况的改善与医学的进步几乎没有关系，人口死亡率下降的原因是生活及营养水平的提高。在将近 20 年后也就是 1974 年，麦基翁的观点在加拿大政府发布的《一个观察加拿大人民健康的新视角：一份工作报告》（*a new perspective on the health of Canadians: a working document*）[①]中得到正式回应。该报告认为健康领域（health field）由四个基本的维度构成，它们分别是人类生物学、健康照顾体系、环境和生活方式。因此，把提高国民健康水平的工作重点放在生物医学的治疗体系建设上是错误的，并且认为要改善人口的健康状况，就需要超越以疾病治疗为核心的生物医学保健体系建设，把保护环境、加强健康教育、劝说人民改变不健康的生活方式等纳入健康工作的重点领域。这是西方国家发布的第一份承认把国民保健工作的重点放在生物医学治疗体系建设上是错误的官方报告。激进的奥地利哲学家伊凡・伊利奇（Illich，1976）在 *Medical Nemesis：the Expropriation of Health* 一书中提出，西方以医院为基础、以医生为中心的保健体系不仅是无效的，而且是有害的，因为该体系奉行的“专家主义”（expertism）不利于基本保健知识的传承，削弱、甚至剥夺了人们自我保健的意识和能力， 从而成为妨碍公众健康的社会性病因。

其次是世界卫生组织及其他国际发展机构在世界各地实施的公共卫生项目受到广泛批评。在 20 世纪五六十年代，世界卫生组织以及其他主要国际组织在推动

---

① 注：因该报告是应时任加拿大卫生和福利部部长拉隆德的要求而形成的研究报告，因此后人又称该报告为《拉隆德报告》（*Lalonde Report*）。

发展中国家人民健康水平发展方面的主要工作是运用生物医学手段消灭诸如天花、黄热病、雅司病、疟疾等。虽然这些项目取得了一定的成功如消灭了天花，但是随后的研究发现这些项目并不能降低发展中国家贫困人口的疾病负担。研究表明，虽然公共卫生项目可能控制甚至消灭某些疾病，但接受公共卫生项目干预的患者却可能死于其他疾病或并发症，健康水平并不能得到提高。世界卫生组织在 20 世纪 60 年代实施的消灭疟疾项目致力于通过杀虫剂消灭传播疟疾的蚊子，而消灭蚊子的项目最终被证明是不可能实现的。到 70 年代，这些项目造成的后遗症更加明显，绝大多数项目都需要所在国给予一定数量的配套资金，项目所在国为了获得援助项目，只能不断地变更本国的卫生发展规划以便筹集资金与国际援助的卫生项目进行配套，最终结果是受援助国的卫生服务体系支离破碎，失去明确的、连续性的工作目标，反而损害了受援助国的卫生服务体系的建设（World Health Organization，1973）。此外，所有援助项目都有一定的时间范围，在项目持续期内，虽然受到干预的特定疾病能够得到控制，但是由于引发疾病的经济社会环境原因并没有被消除，以至于项目结束后那些失去控制的疾病大多又死灰复燃、卷土重来。

再次是生物医学保健体系在发展中国家的可行性受到质疑。20 世纪五六十年代，殖民地国家纷纷独立。但是，受殖民统治的影响，在发展中国家处于主导地位的保健体系是来自西方国家的生物医学保健体系。生物医学保健体系依赖于高成本的高技术以及高度专业化的职业医学工作者，它的工作重点是治疗疾病而非预防疾病，生物医学保健体系的这些特征使得它无法适应发展中国家的保健需求。一是高昂的经济成本使得落后的发展中国家经济根本无法支撑起能够覆盖全民的生物医学保健体系。生物医学保健体系以医院为基础，而医院建设需要大量的资金，发展中国家微薄的卫生经费根本就无法支撑起覆盖全民的医疗体系建设，其结果是医疗服务体系只能覆盖大中城市。二是医疗体系建设不仅是一个经费问题，还需要有足够的医疗人才。然而，发展中国家狭小的生物医学教育规模决定了其生物医学人才的匮乏，这也就从人才方面限制了医疗体系的发展。极其落后的农村条件又让匮乏的生物医学人才望而却步，致使发展中国家的广大农村人口难以获得生物医学保健体系的健康保护。三是生物医学保健体系重治轻防的工作特点，使得生物医学保健体系即使是在城市也只是服务于少部分患者而不是全体城市居民的健康。发展中国家的生物医学保健体系花费巨大，却只能服务于少数人口，加剧了健康的不平等状况。Bryant 指出，全球有超过半数的人口根本没有得到健康保健服务，在那些得到保健服务的人口中，又有大部分人获得的保健服务与他们正在承受的健康问题并不相干……那些携带喷雾器和疫苗注射器的流动服务队是不可能满足人们最迫切的健康服务需求的。

最后是替代性卫生保健道路的探索。由于在发展中国家发展生物医学保健体系的可行性受到质疑，20 世纪 60 年代，一些发展中国家和国际组织合作开始探索替代性卫生保健道路。所谓替代性卫生保健道路，即发展中国家用于替代生物医学保健体系道路的卫生保健体系建设道路。20 世纪五六十年代是反殖民运动高涨的时期，许多取得独立的殖民地国家认识到，源自宗主国的生物医学体系只能服务生活在城市的少数人。为了改善全体国民的健康状况，许多取得独立的殖民国家开始探索不同于宗主国的卫生保健体系的发展道路。中国、印度、古巴、尼日利亚、尼加拉瓜、坦桑尼亚等多个发展中国家立足于本国国情，积极探索能够走出城市、走出医院、走进农村人民生活的卫生保健服务体系。联合国儿童基金会和世界卫生组织共同组织专家对上述国家的卫生保健实践进行了广泛而又深入的研究，并于 1975 年发表了题为《发展中国家满足人民基本保健需求的替代性道路》的研究报告（Djukanovic and Mach，1975）。该报告归纳出的成功经验，如政府具有满足人民基本健康需要的政治愿望，准确把握人民的健康需求及其优先顺序，发展社会经济，卫生保健服务立足于社区、积极组织和动员社区参与，培养当地卫生人力资源，整合卫生与社会经济发展政策等多条经验，都被吸收进入后来的初级卫生保健战略。

除了上述国家和世界卫生组织的探索之外，另外一个国际组织的卫生项目经验对于初级卫生保健战略的提出也起到了重要的影响，该组织就是基督教医学会。基督教医学会成立于 1968 年，是一个半自治组织，设立该组织的目的是让它协助世界基督教协进会评估和管理在发展中国家的卫生保健项目。鉴于教会的以往项目集中于医院建设和治疗服务，而这些项目对于满足人们的保健需求只有极其有限的效果。不仅如此，Litsios（2004）还认为医院已经成了修理工厂而不是一个为患者提供身心关怀的地方。正在深化的专业分工使得医学越来越把人视为有待修理的部件，人的整体性越来越被医学忽视。因此，基督教医学会转而致力于在全球范围内探寻立足于社区发展经验的新型卫生保健项目。这些新开发的项目都具有突出的社区取向，覆盖那些最需要服务的人群，与社区保持持续的伙伴关系，并致力于社区民众的增权和增能。这些项目实际上已经超出了传统意义上的卫生保健领域，涵盖了农业生产、住房、教育、供水和环境卫生等多个部门，内容包括发展经济、改善居住条件、普及基本教育等多个方面。这些项目取得了显著的健康效果，其经验通过基督教医学会创办的名为 *Contact* 的杂志得到广泛传播并为初级卫生保健战略提供了经验基础。

第二节　初级卫生保健及其革命性

一、初级卫生保健的思想内涵

自《阿拉木图宣言》发布以来，有关初级卫生保健精神实质的争论至今一直没有停止过，不同的人基于不同的原因对初级卫生保健持有不同的理解。有的人认为初级卫生保健就是由非专业人员提供的保健服务，有的人认为初级卫生保健就是为穷人提供的最便宜的卫生保健服务，还有的人认为初级卫生保健就是全科医生提供的保健服务（Rogers and Veale，2003）。同样，在我国也有不少人把初级卫生保健等同于社区卫生服务，甚至还有人认为初级卫生保健就是“看看小毛病”。此外，无论是国内还是国外，都有一些人认为初级卫生保健是不可能实现的幻想（Baum，2003）。

作为一个文本，不同的人可以对《阿拉木图宣言》做不同的解读。但是，作为一个建立在卫生保健理论和实践探索基础之上的国际性卫生保健发展纲领，它的内涵和实质也不能做无限度的任意解读。要准确地把握初级卫生保健的内涵和实质，就既要研读其原本文献，又要深入了解其社会历史背景，只有把这两者有机结合起来才能既不拘泥于文本而又不背离文本，得其精要。接下来我们将依此原则对《阿拉木图宣言》以及当时的《大会纪要》和《世界卫生组织总干事和联合国儿童基金会执行总干事的联合报告》（世界卫生组织，1978）为原本进行解读。

在经历了十多年的实践探索和理论论辩之后，旨在替代源于西方发达国家的、以生物医学技术为基础和核心的，卫生保健体系的初级卫生保健思想体系终于形成。1978 年 9 月 6~12 日，由世界卫生组织和联合国儿童基金会在哈萨克斯坦的阿拉木图联合主持召开了国际初级卫生保健会议。共有来自 134 个政府代表团和 67 个国际性组织的 3000 名代表出席了这次政府间会议，大会通过了著名的《阿拉木图宣言》。该宣言首次系统阐述了“初级卫生保健”的概念内涵、基本原则、实施方法、技术以及具体工作任务等内容，是初级卫生保健战略架构的形成标志。

（一）初级卫生保健的定义

初级卫生保健是基于切实可行、学术上可靠而又为社会所接受的方式与技术之上的卫生保健，通过群众中个人及家庭的参与，并在本着自力更生及自觉精神而发展的各个阶段上群众及国家能以维持的费用而使之遍及所有人等。它是国家卫生体制的一个组成部分、一个功能的中心和活动的焦点，也是群众生活及经济总体发展的一个组成部分。它是个人、家庭、群众与国家保健体系接触的第一环，能使卫生保健尽可能接近于人民居住及工作场所；它还是卫生保健进程的起始一级。

（二）初级卫生保健的健康观

健康不仅是疾病与体虚的匿迹，而且是身心健康社会幸福的总体状态，是一项基本人权，达到尽可能高的健康水平是世界范围的一项重要的社会性目标。政府为其人民的健康负有责任，人民有个别地及集体地参与他们的卫生保健的权利与义务。健康只靠卫生部门是不能获得的。特别在发展中国家，经济发展、反贫困措施、粮食生产、供水、环境卫生、住房、环境保护和教育，它们对于健康都有一份作用。

（三）初级卫生保健的目的

初级卫生保健致力于解决居民团体的主要卫生问题，并相应地进行增进健康、预防、治疗和康复等各项工作，消灭健康状况的不平等，使卫生资源的分配更加均衡，在2000年时使所有人民享有能使他们过着社会及经济富裕生活的健康水平。

（四）初级卫生保健的基本原则及相应的策略

（1）公正原则。健康是基本人权，人民健康状态、特别是发达国家与发展中国家以及国家内部现存的严重不平等，在政治上、社会上及经济上是不能接受的。

主要策略：优先推广、发展并坚持初级卫生保健，使之普及全体居民。把妇女、儿童、贫困人口、缺医少药的地区和居民作为优先突破的重点等。

（2）可靠性、可及性、负担得起原则。初级卫生保健应该以经验和有关研究成果为基础，充分接近人民的生活和工作场所，方便人民的利用，并且是社区和国家能够负担得起的等。

主要策略：使用基本药物、适宜技术、传统医学，培养当地卫生工作者、鼓励卫生保健人员到被忽视的地区去工作等。

（3）综合服务性原则。初级卫生保健提出群众中的主要卫生问题，并相应地提供促进、预防、治疗及康复服务等。

主要策略：建立由居民团体的卫生人员、其他发展部门的工作人员、之间环节的工作人员、护士、助产士、内科医生，在可行的地方包括从事传统医学的医生和接生员的卫生工作队，加强健康和预防教育、建立双向转诊系统等。

（4）社区参与原则。人民有个别地及集体地参与他们的卫生保健的权利和义务。

主要策略：权力下放至接近居民团体的组织层级，培养居民的健康意识，提高居民识字能力，通过对话让社区居民充分了解初级卫生保健观点和活动，让居民团体参与卫生保健计划的规划、实施、管理和评价，成立保健委员会，让社区居民选择社区卫生保健工作者，成立群众性社区卫生保健组织等。

（5）跨部门合作原则。除卫生部门外，初级卫生保健还涉及国家及群众发展的各有关部门及有关方面，特别是农业、畜牧、食品、工业、教育、住房、群众工作、交通及其他部门，并要求所有部门的协作。

主要策略：制定国家卫生政策和计划时充分注意同卫生有关部门的作用，使之与初级卫生保健活动相一致，政府协调各部门工作，与其他部门采取联合行动，在有害健康的工农业活动中采取预防措施，建立有利于卫生保健信息联系的交通和通信设施等。

（五）初级卫生保健的工作内容

由于各国的社会背景和面临的卫生保健问题均有不同，初级卫生保健工作的具体内容也应因国别或地区的不同而不同，但至少应包括：宣传主要的卫生问题及认识、预防和控制这些问题的办法；改进食品供应和合理营养，促进安全用水的充分供应和基本环节卫生；妇幼卫生保健，包括计划生育；主要传染病的预防接种；地方病的预防和控制；常见病和外伤的合理治疗；促进精神卫生；提供基本药物。

（六）初级卫生保健在卫生体系中的地位

初级卫生保健是社会发展的一部分和社会公正的体现，是全世界获得比较满意的健康水平的关键所在。初级卫生保健是卫生体系的核心，其他各级都围绕这个核心，它们的工作都集中在支持初级卫生保健工作，使其能持久地提供必不可少的卫生保健。卫生资源的分配应该优先满足发展初级卫生保健的需要。

二、初级卫生保健的革命性特征

《阿拉木图宣言》的发布被认为是世界卫生事业发展史上的一次革命，它的革命性使它遭受巨大的阻力并夭折于襁褓之中。因此，《阿拉木图宣言》的革命性特征既是我们理解它夭折的关键，也是我们寻求正确途径贯彻实施它的关键。

《阿拉木图宣言》所倡导的初级卫生保健是作为一条替代性的卫生保健发展道路被探索、被提出并被倡导的。它要替代的卫生保健发展道路是在当时占统治地位的、以生物医学为基础和核心的卫生发展道路。要全面认识初级卫生保健的革命性，最好的方式是把初级卫生保健路径与生物医学保健路径进行比较。因此，我们简明地用图表方式对这两种发展路径进行比较，见表 1-1。

表 1-1　初级卫生保健与基于生物医学的卫生保健发展路径之比较

项　目	初级卫生保健路径	生物医学保健路径
健康观	健康是身心健康社会幸福的总体状态，健康是人的基本权利	健康是疾病与体虚的匿迹

续表

项 目	初级卫生保健路径	生物医学保健路径
影响健康的原因	社会因素是生物学因素背后的决定性因素	生物学因素是健康的决定因素
健康义务主体	政府、社区、家庭、个人	个人、家庭
维护健康的根本方法	适宜的生物医学技术+社会、经济、文化的整体综合发展	生物医学技术
保健工作的重点	健康促进和疾病预防	疾病治疗
保健服务的提供	全社会参与提供保健服务，重视各民族的传统医学的参与	受到正规教育的生物医学专业人员提供
保健服务的特征	可靠、可及、可负担	可靠性
保健服务的对象	所有有需要的人	部分付得起费用的人
保健服务的使用	免费或支付少量费用	付费
保健行动中的决策	所有相关者共同协商	医学专业人员决定
保健系统的业绩评价	人口的健康指标的改善	疾病控制指标的改善

从对比中我们可以看出，初级卫生保健的革命性在于：它超越了生物医学的发展路径，该路径具有仅仅把健康看成是没有生理疾病，仅采用生物医学手段解决疾病的生物学原因，仅为社会上部分人服务，让医学专业人员垄断卫生保健知识和权力的局限性。而初级卫生保健公开主张健康是身心健康社会幸福的总体状态，健康是人的基本权利，政府对人民的健康负有责任。不仅要用生物医学技术预防和控制影响健康的生物学因素，而且还要用社会综合发展手段解决影响健康的社会因素。维护人民健康不仅是卫生系统的义务而且也是政府和全社会的义务，人民有权利参加维护健康行动的决策、规划、管理和评价，卫生保健知识应为全社会所有而不是为卫生保健系统垄断，衡量卫生保健系统业绩的主要指标不是疾病控制指标而是健康指标的改善。

概括地说，初级卫生保健战略是要变革原有的以生物医学为基础和核心的卫生保健体系，打破其自我封闭性，使之能够通过与社会各部门协作、社区居民共同参与的组织方式提供人人可获得的、可靠的，集健康促进、疾病预防、治疗和康复为一体的综合性基本卫生保健服务。初级卫生保健战略还把保障国民健康的义务从过去的个人及其家庭扩展到政府，让政府和国民一起共同承担保障国民健康的义务。如此，初级卫生保健一方面要求原来的生物医学医疗体系放弃自己在健康领域的垄断权力，另一方面又要求政府担负起对国民的健康责任，这样的改革要求虽然有利于健康事业的发展，但也为其随后遭到不少国家的医疗系统和政府双重抵制以至于夭折埋下了种子。

第三节　初级卫生保健的失落及其主要原因

一、初级卫生保健的失落

虽然有 134 个政府代表团以及与卫生保健相关的重要国际性非政府组织都签

署了《阿拉木图宣言》，但是《阿拉木图宣言》所倡导的初级卫生保健很快就被“选择性初级卫生保健”取代。

《阿拉木图宣言》发布的第二年，洛克菲勒基金会在意大利的巴尔的摩会议中心召开了一个主题为“发展中的健康和人口问题”（health and population in development）的小型会议。据 Kanagaratnam 回忆，会议的发起及会议主题起源于当时的洛克菲勒基金会总裁约翰•H.诺尔斯（John H. Knowles），他强烈地感觉美国需要更多的初级卫生保健。会议的目标是检查人口项目和健康的关系，原因是会议组织者发现“对人口问题的兴趣在下降这个令人不安的迹象。”出席会议的人数不多但都是业界精英，如福特基金会副总裁、世界银行总裁、美国国防部前部长、加拿大国际发展研究中心主任等。会议上 J.A.华尔西和 K.S.华伦（Walsh and Warren，1979）两人发表了题为《选择性初级卫生保健：一个适合发展中国家疾病控制的过渡性策略》的论文。该论文认为，《阿拉木图宣言》的目标是无可辩驳的，但是它的内容过于宽泛、成本高昂、需要数量庞大的经过培训的人员，这在经济衰退、卫生投资削减的发展中国家是无法实现的。因此他们提出，在无法同时解决人民面临的多种健康问题的情况下，应该根据疾病的流行程度、发病率、死亡率和可控性，选择区域内最严重的公共卫生问题作为初级卫生保健服务的优先项目。项目的设计应该遵循效率和效益原则，项目采取的干预措施和项目的干预结果必须是可以评估的。J.A.华尔西和 K.S.华伦还在论文里比较了在发展中国家需要控制的几十种疾病的优先顺序。与《阿拉木图宣言》倡导的初级卫生保健的综合性特征相对应，J.A.华尔西和 K.S.华伦把他们自己的观点称之为“选择性初级卫生保健”。因此，在后来的争论中，《阿拉木图宣言》所倡导的初级卫生保健通常又被称之为“综合性初级卫生保健”，以便与“选择性初级卫生保健”相区别。在这次会议上，“选择性初级卫生保健”被视为一个新的理念，它意味着一个适合于发展中国家控制主要疾病问题的、低成本的技术干预包。选择性初级卫生保健理念很快就得到多数国家的响应。当时以联合国儿童基金会代表身份参加会议的经济学家、律师 Grant 也深受影响。1980 年他被任命为联合国儿童基金会执行干事长后，联合国儿童基金会也放弃了综合性初级卫生保健的理念，转而接受选择性初级卫生保健的理念。因此，到 20 世纪 80 年代，绝大多数当初签署《阿拉木图宣言》的政府和非政府组织都放弃了《阿拉木图宣言》所倡导的综合性初级卫生保健战略，只有古巴、尼加拉瓜、莫桑比克等极其少数国家还坚持综合性初级卫生保健战略。

按照 J.A.华尔西和 K.S.华伦提出的选择性初级卫生保健项目选择标准，发展中国家的选择性初级卫生保健项目在开始阶段集中于生长发育监测（growth monitoring）、口服补益治疗（oral rehydration therapy）、母乳喂养（breast feeding）和接种免疫（immunization）四个项目，简称 GOBI。后来有些机构又增加了计划生育（family planning）、女性教育（female literacy）和食品补充（food supplementation）项目，简称为FFF。上述两个阶段的项目通常被简称为GOBI-FFF，这些项目的目标人群被限定在15~45岁的育龄妇女和5岁以下的儿童（Magnussen et al.，2004）。

选择性初级卫生保健观点的论证在形式上是符合当代科学论证程序的，因而容易得到医学科学界的同行的接受。但是选择性初级卫生保健的实质却是治标不治本，因为它倡导致力于运用技术性手段消除影响目标人群健康的表面的、直接原因，却无视其深层的社会经济文化行为等多方面原因。例如，生长发育监测项目的目的是为了在早期发现发育不良的婴儿，以便给予合适的营养，却没有考虑到贫困家庭怎样才能为婴儿的后期成长发育提供长期的营养。口服补液项目的目的是为了解决儿童因腹泻脱水引发的死亡问题，却无视引发儿童腹泻致死的背后原因是营养不良和缺乏符合卫生标准的饮用水；母乳喂养项目的目的是解决儿童营养不良问题，却无视儿童营养不良的背后原因是母亲营养不良。接种疫苗虽然能预防特定疾病的发生却无法预防其他疾病的发生，因而不能降低接受项目干预人群的发病率。至于后来增加的计划生育、女性教育和食品补充项目则仅仅以表面的统计相关为基础，虽然符合科学研究的程序和标准，但稍加思考就会发现其做法近乎荒谬。例如，计划生育是为了延长两次怀孕的间隔，而这仅仅是因为调查发现如果母亲的两次怀孕间隔时间少于两年，则她的婴儿死亡率会增加一倍。母亲教育项目的基础是，调查发现文盲母亲的婴儿死亡率两倍于那些接受过至少四年教育的母亲的婴儿死亡率。而食品补充项目是给那些有胎儿出生体重过轻、死亡率偏高的母亲补充含有针对性营养元素的食品（UNICEF'S GOBI-FFF Programs，2013）。在发展中国家的贫困人口中，婴儿死亡与母亲的怀孕间隔时间，与母亲是否文盲或母亲是否缺少某种营养元素也许存在统计学上的相关关系，但这种相关关系却并不必然反映两者之间的本质的、必然的联系。其实，只要舍得放弃科学的形式主义，深入贫困人口的生活世界展开调查，不难发现贫困才是导致婴儿死亡的内在的、必然的原因。我们可以合理地设想，一旦干预项目停止，那些继续处于贫困中的婴儿、母亲还能保持健康吗？或者，我们还可以这样设想，如果这些母婴不是身处贫困阶层而是身处富裕阶层，那么在她们之间还会存在怀孕周期与婴儿死亡率之间的相关关联吗？答案显然是否定的。因此，这种脱离社会、经济、文化环境，丝毫不触动疾病之社会根源的项目被一些学者讥讽为“在真空中谈健康问题”（Magnussen et al.，2004）。

概括地说，选择性初级卫生保健完全抛弃了综合性的生物心理社会健康观，忽视了初级卫生保健的综合性、整体性，退化为简单的生物医学健康观，放弃了维护健康的综合性社会行动举措，完全背离了综合性初级卫生保健的理念和原则，重新退回到用纯生物医学技术手段解决健康问题的老路上，与20世纪50年代世界卫生组织在发展中国家实施的灭蚊卫生项目在本质上并无二致。因此，有些学者当时就称选择性初级卫生保健为新瓶装旧酒（Gish，1982），也有学者直接斥之为“反革命的选择性初级卫生保健”（Newell，1988）。虽然 J.A.华尔西和 K.S.华伦认为选择性初级卫生保健是实现综合性初级卫生保健的过渡策略，但是，选择性初级卫生保健的兴起其实标志着综合性初级卫生保健战略的失落。

二、综合性初级卫生保健失落的原因

从签署《阿拉木图宣言》拥护初级卫生保健到抛弃初级卫生保健转而接受选择性初级卫生保健不过是短短两三年时间，这种突然的巨大变化令人愕然也令人深思。探究其原因不仅仅是出于好奇，而且还是复兴综合性初级卫生保健战略的需要，因为 2008 年的世界卫生大会以《初级卫生保健：过去重要、现在更重要》为题，阐述综合性初级卫生服务的重要性，倡导复兴综合性初级卫生保健。然而让人感到意外和遗憾的是，这个大会报告并没有分析当初签署《阿拉木图宣言》的各国政府和国际性非政府组织为什么在极短的时间内就放弃了《阿拉木图宣言》，不找出其中原因并制定相应的对策，复兴综合性初级卫生保健的倡议就可能重演过去的那一幕。为了避免重蹈历史覆辙，我们尝试从国际背景、政府、卫生保健系统等多个方面加以分析其原因。

（一）结构调整摧毁了综合性初级卫生保健的基础

20 世纪六七十年代，大量发展中国家在发达国家提供的巨额贷款支持下开始了工业化进程。然而，工业化进程给发展中国家带来的不仅仅是经济的发展，还有贫富差距的进一步扩大。在城市，能源密集型产业取代了劳动密集型产业，造成工人大量失业。在农村，农业的工业化在导致土地集中使用的同时，也造成了大量的失地农民向城市流动。失业、贫困、无家可归、饥饿和犯罪快速增加，对多数人而言，“发展”其实是真正的倒退，贫者更贫、富者更富。更加糟糕的是，到 20 世纪 80 年代，发展中国家已经陷入经济增长的收入不够偿还外债的困境，经济转向停滞。发达国家的商业银行为了减少损失，开始减少甚至停止向发展中国家发放新的贷款，这个举措使得部分发展中国家陷入了财政危机。为了维持世界经济秩序的稳定，世界银行和国际货币基金组织出手救援，它们为发展中国家提供贷款或贷款担保，帮助发展中国家维持偿还债务能力，促进经济复苏。但是天下没有免费的午餐，世界银行和国际货币基金组织出手救援的附加条件是发展中国家必须进行“结构调整（structural adjustment）”，结构调整政策的基本内容是：资源的市场化分配，削减公共部门开支，减少贸易自由障碍，减少政府对市场的干预，私营化公共事业，向私营部门购买公共服务，冻结工资和物价，增加税收，为了出口而增加生产等。发展中国家为了获得贷款或贷款担保而不得不进行结构调整，卫生保健投资大幅减少，基层卫生保健组织难以为继。为了应对卫生经费短缺的困难，联合国儿童基金会又向发展中国家提出卫生保健服务使用者付费制度的倡议。虽然付费制度的初衷是好的——通过付费制度筹集卫生经费，维持卫生服务的提供，这总比没有卫生服务强；但付费制度的后果却是灾难性的——导致了大量家庭因病致贫、因病返贫或因无力付费而放弃治疗，这直接摧毁了综合性初级卫生保健的基础——健康是基本人权，基本卫生保健按需要供给。

（二）政府维护国民健康权利的意愿不足

虽然国际经济干预对发展中国家的内部决策有重大影响，但这种影响绝非决定性的，一国的卫生保健政策最终还是由它的政府决定，选择性初级卫生保健兴起后仍有少数发展中国家能够继续坚持综合性初级卫生保健便是证明。如莫桑比克、古巴、尼加拉瓜等国家在 20 世纪 80 年代继续坚持综合性初级卫生保健战略，扩大综合性初级卫生保健的覆盖范围，这个做法极大地提高了国民的健康指标，而这些国家成功的关键则首先是政府有满足国民基本卫生服务需求的强烈政治意愿（Streefland and Chabot，1990）。如果我们再回顾那些在《阿拉木图宣言》之前进行替代性卫生事业发展道路探索的国家，则无不是在国内或国际政治斗争需要的推动下，政府才迸发出空前热情致力于改善国民基本卫生保健状况的（Baum and Sanders，1995）。到了 20 世纪 80 年代，随着发展中国家政权趋于稳定，国内政治压力减少，再加上发达国家施加的结构调整压力，绝大多数发展中国家的政府都放弃了综合性初级卫生保健战略。

那么，为什么当时有 100 多个国家政府组织参加阿拉木图世界卫生大会能够一致通过《阿拉木图宣言》，在通过后极短的时间内却又放弃《阿拉木图宣言》呢？一种可能的解释是：《阿拉木图宣言》的通过一是得力于时任世界卫生组织干事长的 Halfdan T. Mahler 和时任联合国儿童基金会执行干事长的 Henry Labouisse，他们都是魅力型领导，他们的人格魅力无人能挡。二是因为初级卫生保健所追求的人人享有卫生保健目标不仅有联合国宪章为依据，而且立足于道德的制高点上。在这两个条件的共同作用下，当然不会有哪个与会代表会公开反对大会宣言。但是表面接受是一回事，是否真正愿意去贯彻落实《阿拉木图宣言》又是一回事。“《阿拉木图宣言》发布之后，与会国的政治承诺并没有兑现，在许多情况下，初级卫生保健成了口号，豪言壮语之后并无相应的改革”（Tarimo and Webster，1997）。甚至有的政治家把初级卫生保健的精神曲解为减少卫生支出，更无推动卫生保健服务公平利用的政治意愿。如果再进一步问政府为何缺乏维护国民健康权利的意愿，回答也许会让人沮丧：在社会分层不可避免的现代社会，政府更多地受到社会上层、中层而不是下层的影响。由于传统等级观念的影响，社会中、上层更倾向于在各个方面维持不平等而不是减少不平等，除非迫于国际或国内的政治、经济压力，否则政府不会有足够的意愿和动力去实施综合性初级卫生保健。

（三）卫生保健系统实施综合性初级卫生保健的意愿和能力不足

反对医学专家主义或医学精英主义是综合性初级卫生保健革命性的一个重要内容。初级卫生保健要求居民、社区以及有助于健康的社会其他部门共同参与卫生保健的决策、计划、管理和评估，反对医学专家垄断卫生保健权力。这让各国以医学专家为主导的卫生保健系统缺乏实施初级卫生保健的主观意愿，医学专家担心在实施初级卫生保健的过程中丧失特权、声望、权力和既得利益。因此，世界卫生组织干事长H.T. Mahler在20世纪80年代的一次演讲中把部分医学专家称之为“医学皇帝”，批评他们对综合性初级卫生保健的消极抵制态度。其次，初级卫生保健倡导的社区参与、多部门合作也让卫生保健系统自觉能力不足（Mahler，1980）。发展中国家的现代卫生保健体系是按照西方发达国家的卫生保健体系组织模式建构的，其核心力量是由西方国家的生物医学教育体系培养的医学专家，或是由各国自己按照西方医学培养模式培养出来的专家。这些专家长于病理解剖、药理实验，却缺乏分析影响健康的政治、经济、文化等众多非生物因素的能力；他们长于治疗生理疾病，却缺乏社区动员和社区组织能力，缺乏在不同社会部门之间进行沟通、协调和组织实施有关卫生保健的社会行动能力。所以，2000 年的世界卫生大会报告明确指出，初级卫生保健失败的原因之一是对卫生保健人员的培训不足，他们无力应对遇到的问题。既缺乏主观意愿，又缺乏实践能力，这使得卫生保健系统自身就成为抵制综合性初级卫生保健的重要势力（世界卫生组织，2000）。

（四）初级卫生保健本身缺乏明确性以及必要的支撑条件

首先，作为面向广大发展中国家的卫生事业发展战略，由于各国的政治、经济、文化背景各不相同，卫生事业发展水平各异，初级卫生保健战略不可能非常具体这是可以理解的。但是除了上述原因之外，初级卫生保健战略本身还是存在内涵不明确的问题。初级卫生保健概念本身就包含了：“它是国家卫生体制的一个组成部分、一个功能的中心和活动的焦点”，“它是个人、家庭、群众与国家保健体系接触的第一环”，“它还是卫生保健进程的起始一级”。这种多重补充解释的表述方式引起了太多的曲解和误解，也反映出初级卫生保健的倡导者对概念内涵尚未清晰准确把握。

其次，初级卫生保健所倡导的社区参与、多部门合作原则不仅需要相关的理论、知识和技能的支撑而且还需要必要的组织管理体系的支撑。但是，由于初级卫生保健战略的讨论只是在卫生系统内部进行，没有邀请有关的学者和管理者参与，致使初级卫生保健战略只能提出原则要求却无法提出相对具体的实施原则的行动指导方案。

最后，从管理学的角度，初级卫生保健战略还存在评价困难的问题。初级卫生保健的革命性之一在于它把卫生保健服务的重点从疾病治疗转移到健康促进和疾病预防方面，把妨碍健康的因素从生物医学因素扩展到非生物医学的社会、经济、文化、环境、生活方式等多种因素，把卫生保健行动从明确的疾病治疗和接种预防扩大到个体、家庭的行为改变，扩大到了社区发展乃至社会进步，这样就给卫生保健行动的评价造成了极大的困难，在当时的社会管理科学条件下这几乎是不可能的事情。

（五）选择性初级卫生保健具有多方面优势。

选择性初级卫生保健的主要思路是把健康问题技术化，运用技术手段解决健康问题。这个思路与把健康问题社会化、政治化的综合性初级卫生保健相比无疑避免了来自政府和医疗两个领域的阻力。

首先，健康问题的技术化受到发展中国家政府的欢迎。与综合性初级卫生保健政治化健康问题、强调政府对国民的健康义务相比，选择性初级卫生保健把健康问题技术化从而避免了健康问题的政治意蕴，弱化了政府对国民的健康义务。这对发展中国家维护政府形象、维护政治稳定无疑具有重要的价值，因而容易受到发展中国家政府的欢迎。

其次，健康问题的技术化受到发展中国家医学精英的欢迎。与综合性初级卫生保健社会化健康问题、强调社区及其居民参与健康决策过程、与医学精英分享决策权相比，选择性初级卫生保健把健康问题技术化从而维护了医学精英在健康领域内的独占地位和绝对权威，避免了医学精英的既得利益受损，因而受到发展中国家医学精英的欢迎。

最后，健康问题技术化简化了健康干预的复杂性。与综合性初级卫生保健项目的实施需要进行社区动员、社区组织、社区行动、多部门合作等众多社会行动，需要医疗保健人员具有医疗之外的社会、文化、心理、行为、组织、沟通、协商等众多的知识和能力相比，选择性初级卫生保健把健康问题技术化就极大地简化了实施卫生保健项目难度，许多选择性初级卫生保健项目都是运用疫苗进行防疫外加发放健康知识宣传手册。因此，只需要对项目实施人员进行极其简单的培训就可以了。

参考文献

恩格斯. 2004. 英国工人阶级的状况. 马克思恩格斯全集. 第二卷. 北京：人民出版社: 140.

世界卫生组织. 1978. 国际初级卫生保健会议报告——初级卫生保健. http://whqlibdoc.who.int/publications/9245541355.pdf.[2014-3-25]

世界卫生组织. 2000. 2000 年世界卫生报告——卫生系统改进业绩. 北京：人民卫生出版社: 14.

沃林斯基 F D. 1999. 健康社会学. 孙牧虹等，译. 北京：社会科学文献出版社: 6, 7.

Baum F, Sanders D. 1995. Can health promotion and primary health care achieve health for all without a return to their more radical agenda. Health Promotion International, 10(2): 149- 160.

Baum F. 2003. Primary healthcare: can the dream be revived. development in practice, 13(5): 515-519.

Gish O. 1982. Selective primary health care: old wine in new bottle. Soc Sci med, 16(10): 1049-1054.

Illich I. 1976. Medical nemesis: the expropriation of health. New York,Pantheon Book.

Litsios S. 2004. The Christian medical commission and the development of the World Health Organization' s primary health care approach. American Journal of Public Health, 94(11): 1884- 1893

Magnussen L, Ehiri J, Jolly P. 2004. Comprehensive versus selective primary health care: lessons for global health policy. Health Affairs, 23(3): 167-176.

Mahler H T. 1980. Primary health care, an analysis of some constraints, an address delivered to the special congregation for the conferment of an honorary degree on Dr. Halfan T. Mahler at the University of Lagos. Lagos: University of Lagos Press, 10.

McKeown T, Brown R G. 1955. Medical evidence related to English population changes in the eighteen century. Population Studies: A Journal of Demography, 9(2): 119-141.

Newell K W. 1988. Selective primaryhealthcare: the counter revolution. Soc Sci med, 26(9): 903-906.

Rogers W, Veale B. 2000. Primary health care and general practice - a scoping report. Flinders Medical Centre: National Information Service, Department of General Practice.

Streefland P, Chabot J. 1990. Implementing primary health care: experiences since Alma Ata. Den Haag: CIP-Gegevens Koninklijke Bibliotheek.

Tarimo E, Webster E G. 1997. Primary health care concepts and challenges in a changing world(WHO/ ARA/ CC/ 97. 1). Geneva: WHO .

Walsh J A, Warren K S. 1979. Selective primary health care: an interim strategy for disease control in developing countries. New England Journal of Medicine, 301(18): 967-974.

World Health Organization. 1973. Organizational study on methods of promoting the development of basic health services, Official Records of the WHO . Geneva: WHO.

第二章　重振初级卫生保健战略

在倡导初级卫生保健的《阿拉木图宣言》发布30周年之际，也就是2008年，世界卫生组织在阿拉木图发布了主题为“初级卫生保健：过去重要、现在更重要”的《2008 年世界卫生报告》，号召全体成员国重振初级卫生保健战略。为什么要重振初级卫生保健战略？2008 年世界卫生报告对《阿拉木图宣言》做了哪些发展？重振初级卫生保健战略是否又会是一个新的乌托邦？

第一节　重振初级卫生保健战略的动因

“为何要重振初级卫生保健？为何现在比以往任何时候都更需要重振？直接的回答是：各成员国明确要求重振初级卫生保健——这种需求不仅来自于卫生专业人士，还来自于政治界人士。”（WHO，2008）那么，激发这种需求的客观动因又有哪些呢？

一、选择性初级卫生保健的严重局限

虽然选择性初级卫生保健在20世纪80年代迅速取代了综合性初级卫生保健，但对选择性初级卫生保健项目跟踪调查证明这些项目在改善人口的健康状况方面总体上是失败的。例如，联合国儿童基金会在发展中国家实施的“儿童生存革命”（Child Survival Revolution）运动，其采用的战略就是选择性初级卫生保健，具体项目包括生长发育监测（growth monitoring）、口服补益治疗（oral rehydration therapy）、母乳喂养（breast feeding）和接种免疫（immunization）四个项目，简称 GOBI。虽然有不少研究表明 GOBI 能够降低儿童的特定疾病发病率以及与特定疾病相关的死亡率，然而这种结果并不能证明项目干预的目标群体的总体健康状况得到改善（Gomaaet al.，1988；Messouet al.，1997；Brahmbhatt，2000；Clavano，1982）。原因在于 GOBI 项目只对项目干预的特定疾病有效，却无法消除导致儿童健康状况不良的环境原因（Obimbo，2003）。例如，虽然疫苗接种能够让儿童避免患特定疾病的危险，但疫苗接种却无法保证贫困儿童不会因营养不良而导致健康状况不良。因此，选择性初级卫生保健从其提出开始就一直受到部分学者的批评（Schuftan C，1990），包括联合国儿童基金会在内的支持选择性初级卫生保健

的学者和组织发表研究论文或研究报告，证明项目确实产生了降低特定死亡率或发病率的实际效果，并以此来证明选择性初级卫生保健项目的正当性。在这里，选择性初级卫生保健的支持者们其实犯了一个低级错误：即把特定疾病的发生率或死亡率的降低等同于人口健康总体状况的改善。而事实则是，虽然在短期内特定人口健康的状况会因为某种特定疾病的发病率或死亡率的降低而呈现改善状况，但如果放大时间跨度，就会发现这种改善会因其他疾病发生率的增加而被抵消。究其根本原因则是因为人口的健康状况是由经济文化社会的整体状况决定的，经济社会文化的整体状况如果不能得到改善，那么人口的健康状况也就无法保持稳定的、可持续的改善。

二、少数国家坚持综合性初级卫生保健获得成功

虽然《阿拉木图宣言》发布后仅仅一年的时间，其所倡导的综合性初级卫生保健就被选择性初级卫生保健取代，但并非全球所有国家都放弃了综合性初级卫生保健，国际上仍有少数国家继续坚持发展综合性初级卫生保健并取得成功。例如，世界卫生组织东地中海地区委员会在 2003 年发布一份题为《初级卫生保健：阿拉木图宣言之后的 25 年》技术文献，该文献总结了东地中海国家坚持初级卫生保健的经验和取得的成就。Streefland 和 Chabot（1990）编纂了名为《实施初级卫生保健：阿拉木图以来的经验》的专著，对索马里、坦桑尼亚、赞比亚、孟加拉、印度、菲律宾和哥伦比亚等国家实施综合性初级卫生保健的经验和成就进行了探讨。在少数坚持综合性初级卫生保健并取得成功的国家中古巴堪称典范，美国世界卫生协会（American Association for World Health，1997）的一份报告分析了美国对古巴实施禁运对古巴卫生状况的影响，该报告认为美国禁运之所以未能给古巴造成人道主义灾难就是因为古巴坚持发展综合性初级卫生保健政策，为全体国民提供综合性初级卫生保健服务。由于美国对古巴实施的包括卫生保健用品在内的禁运政策，古巴的卫生保健设备、器材、药品严重匮乏。然而，就是在这样的恶劣条件下，古巴依靠发展初级卫生保健把国民健康指标提高到发达国家的水平：人均预期寿命是 77 岁，婴儿死亡率为 7.7‰，进入全球婴儿死亡率最低的前 25 个国家之列，1977 年古巴的婴儿死亡率是同一时期华盛顿特区婴儿死亡率的一半（Magnussenet al.，2004）。

三、生物医学保健体系的当代危机

虽然早在阿拉木图会议之前就有大量研究表明，以治疗为核心任务的生物医学保健体系不适合发展中国家。但是，在发展中国家对科学崇拜的推动下，以及

发达国家对生物医学体系不遗余力地推广之下，发展中国家逐步走上了发展生物医学保健体系之路。现如今，生物医学在多数发展中国家几乎成了医学的代名词，其他医学均被贴上非科学的标签而成为旁门左道。然而，随着生物医学保健体系在全球确立起自己的霸主地位，它自身的缺陷也越来越充分地暴露出来。世界卫生组织在《2008 年世界卫生报告》（世界卫生组织，2008）中把生物医学保健体系的缺陷归纳为：①颠倒的保健。对卫生保健需求较少的富人却得到最多的保健服务；反之，那些存在健康问题最多的穷人却只能获得最少的保健服务。②致贫的保健。高昂的保健费用致使接受保健服务的中下层人沦为贫困人口。③支离破碎的保健。过度的专业化分工使得卫生服务提供者只关注自己专业领域内的问题而不愿意或无能力采取整体分析疗法，致使患者获得的保健服务像是一个杂碎拼盘，毫无整体性、连续性可言。④不安全的保健。本身有缺陷的卫生系统设计，再加上卫生保健人员个体的、乃至卫生保健组织的逐利行为，致使卫生保健服务成为破坏健康的重要因素之一，医疗过错、医疗事故、过度医疗等都成为隐藏在保健服务过程中的健康杀手。⑤被误导的保健。资源配置集中于高额的治疗服务领域，却忽视了初级预防及健康教育有可能预防高达 70%的疾病负担。此外，还有世界卫生组织难以自揭的两个毒疮：一是生物医学保健体系趋于失控。它一方面利用自身占有保健知识的优势地位，不断地强化社会大众对卫生保健系统的依赖，导致整个社会生活的不断医学化，从而不断地拓展自己的势力范围，谋取越来越多的行业利益，以至于被称为“养不起”的医学；另一方面，又利用社会大众的健康对政府施加影响以削弱政府对自己的控制。生物医学保健体系不遗余力地把所谓的“自律性”逐步演变为制度性的自治，从而逐步减少来自系统外部的约束力。前世界卫生组织干事长马勒博士在 20 世纪 70 年代就曾经用魔法师的徒弟来比喻保健技术的发展将摆脱社会的控制（Mahler，1978），今天，我们不得不佩服马勒博士的远见。二是生物医学保健体系趋于一意孤行。现代生物医学保健体系的基础是，坚信通过生物医学的技术手段能够征服乃至消灭疾病，从而改善社会的健康水平。百余年来，尽管有众多的理论和实践证明这个体系虽然在个体层面和控制疾病方面确实取得了一定的成功，但在社会整体层面，对于改善整个社会健康水平而言并非最佳，甚至起到了相反的作用。例如，现代医学不是通过教育帮助人们树立正确的死亡观，而是把死亡神秘化、让人们更加害怕死亡。在此基础上用技术手段追求生命的延续而不是生命的质量，这种做法在个体层次上可以得到相当多的人的拥护，但从社会层次上却无益于社会整体的健康水平的改善。把大量的卫生资源投入到延长寿命的技术领域而不是用于健康促进和疾病预防是卫生服务不平等的重要源头。

如果说生物医学体系的功利化、商业化是由于市场经济体制这个外因引起的话，那么，生物医学保健体系危机的内在根源则在于它对技术手段的迷信，这种迷信决定了它只关注疾病和疾病的生物学原因而无视健康和健康的社会决定因素，进而决定了它在改善整个社会的健康水平方面事倍功半的实际效果。

四、健康问题的非生物学因素日益凸显

虽然健康问题从来就不是一个纯粹的生物医学问题，但健康问题也从来没有像今天这样更加直接地与非生物因素相联系，健康问题的生物医学因素背后的社会决定因素更加直接明了地呈现出来，社会健康水平的提高不再像20世纪生物医学所宣称的那样主要是由生物医学的发展所致[①]，而是更多地取决于社会自身的发展状况和社会管理水平的提高。

20世纪80年代，由西方发达国家操控的国际货币基金组织及世界银行给发展中国家开出的结构调整处方的核心内容是市场化改革，随之而起的席卷全球的市场化改革给全球社会带来了巨大的变化，全球化、城市化、老年化是这场全球大变迁的主要表现。

市场经济的扩张本性在解除政治阻力后以惊人的速度拓展自己的地理空间，随之而来的则作为市场经济要素的人和物在全球的高速流动。不同学科的学者对全球化有不同的理解，从健康的视角看，对全球化的最直白的诠释莫过于“地球村”。地球村，你一不小心就从村子的一头溜达到另一头！全球化使得疾病的传播摆脱了地理空间的限制，发生在地球一边某个地方的传染病可能在短短几天内就传播到地球另外一边的某个地方。因此在全球化时代，传染病的控制如果没有其他社会部门的参与，仅仅依靠卫生部门自身的力量是根本无法完成的任务。

市场经济的资本积聚效应则表现为当代社会的城市化。不同学科的学者对城市化同样也有不同的解释，从健康的视角看，对城市化的最直白的诠释也许就是：大量人口源源不断地涌进城市。城市内高密度的人口聚集则以各种各样的方式制造健康问题：贫民区、高度竞争的职场生活、拥挤的交通、污染的空气、工业污染等，都不断地制造各种城市健康问题。尤其是在贫民区，原本被认为近乎绝迹的传染病开始死灰复燃，新的传染病又不断地出现。

市场经济改革虽然加剧了整个世界的贫富分化，但是总体上还是增加了社会财富，改善了生活水平，人均寿命快速大幅度提高，全球也随之跨入老龄化社会。据世界卫生组织估计，到2050年，全世界60岁以上的老人将达到20亿。与老龄化相伴的是老年病的井喷式暴发。

概言之，全球化、城市化、老龄化以前所未有的惊人速度改变着人们的生活方式和生活环境，致使旧的传染病未除，新的传染病又接踵而至。慢性非传染性疾病（抑郁症、糖尿病、心血管疾病和肿瘤）及伤害成为越来越主要的疾病和死亡原因。这些健康问题直接产生于社会的变化，因而其解决也都需要社会自身的

发展和社会管理水平的提高，在微观层面上需要个人的行为方式、生活方式的改变，在中观层面上需要社区环境的改变，在宏观上需要社会发展目标的改变。然而，建立在手术刀和药物基础之上的生物医学保健体系，在应对健康的社会因素方面所能做的可谓是微乎其微——至少现在看来是这样。因此，全球卫生事业的发展只能去开辟、去尝试有别于生物医学保健体系的路径。

五、健康价值的上升

健康是人类的基本价值之一，但是，在经济水平低下，基本生存难以保证的过去，健康在人类价值体系中处于较低的位阶。根据 KAISER 家庭基金会的调查，在过去的数十年中，发达国家完成了现代化进程从而进入后现代的消费社会，大部分发展中国家的现代化进程加快，全球经济生活水平获得较大的提高，大多数人口的基本生存问题得到解决，健康在当代价值体系中的位阶上升至第二位，仅次经济的位阶。在个体层面，健康价值的上升表现为人们对自身健康的关注。人们开始关注、追求自身的健康，视健康为基本权利之一。为了实现健康，人们自己摸索健康知识、向他人学习健康知识、和他人分享健康知识，形成了有关健康的群体性知识。作为自己的基本权利，人们不再愿意像过去那样把健康问题完全交给医学专业人员，人们要求了解、参与、决定有关自己健康问题的计划或行动方案，要求医学专业人员在为自己制定健康计划时，能够听取并有效地吸收自己的群体性健康知识。健康价值的上升不仅表现在人们对自己健康的关注，还表现在对他人健康的关注，越来越多的人们对自己身边甚至远在他方、素不相识的人的健康问题表现出极大的关注，对那些遭遇健康问题的人们给予同情和帮助（Halman，2008）。与此同时，人们对健康问题的理解也从个体层面转向社会层面，开始用是否有利于健康这个标准来衡量政府的管理，衡量经济、社会、文化的发展。

在社会层面上，健康价值的上升表现为健康对经济、社会、政治的影响力的不断增加。在经济领域，卫生保健已经形成庞大的产业链。在按国际标准划分的 15 类国际化产业中，医药保健成为世界贸易增长最快的 5 个行业之一。在社会领域，健康问题成为影响社会凝聚力的一个重要维度（张军红，2013）。在政治领域，健康权已经从国家的消极义务转化为积极义务（WHO，2008），能否维护和促进健康已经成为衡量一个政府合法性的重要指标（林志强，2006）。

正是由于健康价值的上升，世界各国政府都非常重视健康问题。2000 年 9 月，联合国全体 191 个成员国一致签署了《联合国千年宣言》。该宣言承诺实现的八个目标中的三个目标（降低儿童死亡率，改善孕产妇健康，与艾滋病毒/艾滋病、疟疾和其他疾病做斗争）直指健康问题。因此，近年来全球很多国家和地区都在探索提高国民健康的新路径。例如，美国正在实施第三个“健康人民（health people）2010”规划；欧盟国家正在实施第二个“欧盟成员国健康社区行动规划 2008-2013（the second programmer of community action in the field ofhealth 2008-2013）”；日本正在实施第三个“健康日本 21（healthy Japan 21）”国家健康促进行动规划；中国正在实施“健康中国 2020”战略规划。所有这些健康行动规划都有一个共同的特征，那就是突出强调个人、社区和全社会的共同参与。各国政府对维护和促进本国国民健康的强烈政治意愿，为重振初级卫生保健提供了政治动力和根本保证。

综上所述，选择性初级卫生保健的失败，少数国家坚持综合性初级卫生保健获得成功，生物医学保健体系面临的当代危机，健康问题的非生物学因素日益凸显以及健康价值在本世纪的上升共同构成了重振综合性初级卫生保健的驱动力。

第二节　振兴初级卫生保健战略的新举措

2008 年 10 月 14 日，为了纪念《阿拉木图宣言》发表 30 周年，世界卫生组织和联合国儿童基金会特意选择在哈萨克斯坦阿拉木图市发布 2008 年世界卫生报告，报告的题目是《初级卫生保健：过去重要、现在更重要》，并在随后的两天里召开了纪念会议。该报告再次确认了《阿拉木图宣言》所追寻的价值观，即“社会公正和人人享有更佳健康的权利，参与以及团结。”并把这个价值观具体化为全球卫生保健系统变革的一个指导原则、两个基本目标和四套改革措施。一个指导原则，即应对大众需求；两个基本目标包括：①保证人们获得最佳健康的权利；②使卫生公平性和一致性最大化。四套改革措施包括：①全民保险的改革；②服务提供的改革；③公共政策的改革；④领导力的改革（世界卫生组织，2008）。

一、全民保险改革

卫生公平性是初级卫生保健追求的核心价值之一。卫生的不公平来源于两个方面：其一是卫生体系以外的社会阶层化和政治不平等。这包括人们所处生活环境的收入水平和社会状况，人们的就业情况以及诸如个人行为，种族和压力等因素；其二则来源于卫生体系对人群的排斥，如卫生保健的可利用性、可获得性和服务质量，以及支付负担，甚至是实际的临床治疗方式。

如果顺其自然，卫生体系是不会朝着更加平等的目标迈进的。处理卫生保健的社会决定因素，以及使卫生体系更加有助于卫生公平性需要广泛的干预措施。与卫生的不公平来源相对应，促进卫生公平性的干预措施也可划分为两类：其一是对社会阶层化和政治不平等的干预。主要包括：降低社会的阶层化；减少易受伤害性；保护人群，尤其是弱势人群免于接触危害健康的环境；缓和可进一步导致社会阶层化的不平等结果。其二是对卫生保健服务利用的干预。主要是指为全体人民提供卫生保健服务的保险。尽管全民保险还不足以保证人人享有卫生保健和确保卫生保健的平等性，但全民保险却为之提供了一个必要的基础。推行健康保险全民覆盖所面临的技术挑战怎样在三个方向上扩大政策的覆盖率：覆盖的广度——也就是享受社会健康保障人口的比例；覆盖的深度——扩展能够有效满足人们健康需求的基本服务范围；覆盖的高度，即统筹和预付机制所覆盖的卫生保健费用比例必须提高，减少服务点对“共付费用”的依赖性。其次是指作为全民覆盖机制的补充的针对性干预。卫生保健的不平等性并非只存在于贫困与非贫困人群之间，而是同样贯穿于整个社会经济等级中。在有些情况下还存在着另外一些令人关注的排斥形式，其中包括对妇女、青少年、不同种族、吸毒者以及那些罹患“令人不齿”疾病的患者的排斥。因此，全民保险覆盖率的加速推进都不足以消除卫生保健的不平等性，向脆弱人群和被排斥群体提供特别设计的、有针对性的外展服务就成为对全民保险的有益补充[摘编自2008年世界卫生报告：初级卫生保健：过去重要、现在更重要（以下简称报告）第25~43页]。

二、服务提供的改革

初级卫生保健运动所倡导的服务改革就是要把传统的卫生保健改革成为以患者为中心的初级保健。以患者为中心的初级保健具有服务的持续性、综合性和全面性等特征，提高服务的有效性、效率并促进卫生公平。表2-1总结了初级保健与传统医疗机构提供的卫生服务之间的差异。

表2-1　传统卫生保健和以患者为中心的初级卫生保健之间的差异

诊所或门诊部的传统门诊治疗	以患者为中心的初级卫生保健
以疾病和治疗为重点	以卫生需求为重点
医患关系仅限于患者就诊时	医患关系持久
偶尔治疗	综合、持续、以患者为中心的保健
责任仅限于患者就诊时提供有效和安全的医嘱	负责社区中所有人终生的健康；负责消除影响健康的决定因素
用户为其购买的医疗服务的消费者	人们参与管理自身健康及社区健康

为了将传统卫生服务转变为初级保健，即确保初级保健的这些显著特点得到应有的重视，必须重建这些卫生服务机构。其中一个前提条件是要确保卫生服务可以直接并永久地获得；无需不合理地依靠现金支付，要依靠全民保险计划所提供的社会保障体系。但是另外一套措施对于转变传统的保健模式很重要，即将门诊保健和医疗机构中的全科与专科医师整合至本地的初级保健中心网络中。将卫生服务的初始点从医院及专科医师转移至贴近客户的全科初级保健中心，并且，①使初级保健提供者负责指定人群的所有健康问题：既包括患者和健康人，也包

括那些选择或未选择卫生服务的人们；②通过赋予初级保健服务提供者行政管理权和采购权来加强他们作为协调其他各级保健服务机构的角色。

从传统卫生服务向初级保健的转变是一个复杂过程，无法用某一个通用的度量方法来监测，但是可以用初级卫生保健的主要特征作为衡量改革进程的参照标准，具体包括：①首诊制这一主要服务形式是否正在从专家和医院转向临近社区的全科初级保健小组？②初级保健提供者是否已被分配了承担某个指定人群所有成员（包括参加和未参加卫生服务的人）的健康问题的责任？③是否通过加强初级保健提供者的行政权和采购权而赋予了他们协调各种专科服务、医院和社会服务的权力？其次考虑的问题是初级保健的显著特征受到关注的程度。④以患者为中心：直接观察和用户调查的结果是否发现了服务改善的证据？⑤综合性：初级保健服务的范围是否正在扩大？综合性是否有所提高？是否正在扩展到所有基本的受益范围，包括各年龄组人群从健康促进到姑息治疗的全程服务？⑥持续性：是否记录了个人生命全程的信息？是否在转诊患者时将这些信息记录在各级保健机构间进行转移？是否在人们迁移时将他们的记录随之转移？⑦正规的初始点：是否采取了措施确保卫生服务提供者与用户之间相互了解（摘编自报告第 43~65 页）？

三、公共政策的改革

人们希望生活在能保证和促进健康的社区和环境中，普遍可及的、具有社会保障功能的初级卫生保健则是对这一愿望的积极回应。但初级卫生保健不可能以“孤岛”形式存在，而同时又能得到有效地执行，它需要一系列的公共政策与之配合。第一组重要的公共政策就是卫生系统政策（与基本药物、技术、质量控制、人力资源和认证等有关），是初级保健和全民保险改革的基础。第二组是侧重优先卫生问题的公共卫生政策，它们的缺失会使初级保健和全民保险改革受到阻碍。其中包括技术性政策和项目规划，为初级保健人员提供解决优先卫生问题的指导。此外，这组政策还包括诸如公共卫生、疾病预防和健康促进等传统的公共卫生干预措施。第三组重要的政策即是所谓的“所有政策体现健康”，其基础是认为人群健康的改善可以通过卫生领域以外的政策实现。

卫生系统政策：作为卫生系统构成部分的基础设施、人力资源、信息、技术和筹资融资等并不能简单地或自然地趋同于初级卫生保健改革，向着促进初级保健和全民保险的方向努力。要达成一致的目标需要审慎而全面的政策安排。当一国选择将初级卫生保健作为其卫生系统的基础——开始着手初级卫生保健和健康保障普遍覆盖的改革时——其系统政策应全部被充分调动起来成为改革的后盾。

公共卫生政策：卫生部门的很多行动常常围绕着特定的高负担疾病展开，这些针对特定健康阶段的不同应对计划，对初级卫生保健的发展可以产生正面或负面的影响。来自重点卫生项目的经验表明，不同的项目设计导致迥异的最终效果：试图根据某个单一疾病的特定要求，制定全套的初级卫生保健改革方案，常常导致效率低下。反之亦然。良好的公共卫生政策能够减少卫生不平等：它们向全体人群提供卫生福利，并明确地将健康不良人群的福祉放在优先考虑的位置。

所有政策体现健康：人群的健康绝不只是卫生部门单独行动的结果——它是初级保健行动或全国范围公共卫生行动的结果。健康在很大程度上取决于社会和经济因素，因而也取决于卫生部门之外的政策和行动。卫生部门同其他社会部门进行合作的重要性不仅在于可与其他部门携手处理预知的优先卫生问题——如设计良好的公共卫生干预措施，也在于通过这样的合作让人们认识到健康是各部门政策共同得到社会尊重的一种结果。有些政策可能导致消极健康后果，决策者可能并不了解他们所做决策的后果。预见政策可能出现不良后果或实现早期监测是可能的，以“健康影响性评估”或“卫生公平性影响评估”工具的最初使用经验为基础而取得的技术手段来加速完善公共政策是可行的（摘编自报告第 65~83 页）。

四、领导力的改革

构建国家卫生系统的最终成败责任在于各国政府。在许多正经历经济改革的社会主义和后社会主义国家里，政府突然退出了以往在卫生事业发展中的主导角色，导致这些国家的卫生体系完全偏离了初级卫生保健运动所追求的目标和价值观。人们越来越一致地达成共识，认为政府干预才能确保人们得到更平等的基本卫生保健服务，但这不能理解为政府强制性地对卫生部门进行集权式计划和完全的行政控制。社会运动和准政府自治机构已经逐渐扮演着复杂而具有影响力的政治角色，患者、专业机构、商业利益机构和其他团体都在组织起来提高他们各自的谈判地位和保护各自的利益。因此，有效的调解必须取代过去过度单纯化的管理模式，纳入新的多个利益相关者政策对话机制，以制定出初级卫生保健改革的策略方向。一个结构化和参与式的政策对话，能够更好地避免政策受不同利益团体、政治人物更换或捐助者的变化所主导。只有达成社会共识，才能有效地动员那些对初级卫生保健改革措施缺乏兴趣的利益攸关者。根据已有的经验，有三个因素可以促成有效政策对话：

（一）信息系统对促进初级卫生保健的改革具有重要性

进行初级卫生保健的政策对话需要充足的信息支持，不仅需要更佳的数据，还要对国家卫生信息系统的服务客户、工作范围和体系结构进行非传统地检查而获取更多信息。在政策层面上用来指导改革的信息与目前大多数传统卫生信息系统产生的信息大不相同。目前需要监测初级卫生改革在实现所有社会价值观和相关结果的进展情况：即公平性、以人为本、社区健康保护和参与。

（二）系统地利用改革创新成果

加强政策与实地革新之间的对话，这种将政策开发与实地经验相结合的良性互动措施在以下方面具有重要意义：它测试了卫生部门内部知识潜能和革新动力的情况；大胆的实地试验使一线工作者、领导者及公众对初级卫生保健价值观所倡导的卫生系统充满了令人振奋的美好憧憬；政策开发与实践行动的结合有利于在卫生部门内部形成合作关系并获得支持，而深化改革进程必须依靠这些合作与支持；这些进程需要当地及国家级的社会参与，这就产生了形成政治承诺和维持革新动力所必需的革新的要求。

（三）分享有效的成果经验

整个卫生系统内建立一个为改革提供战略指导并能利用创新技术的开放、合作式的架构需要一个尽职尽责、有经验的人群和众多机构的努力。他们必须能够胜任技术与组织管理任务，同时还必须有能力平衡灵活性和连贯性、适应新的工作方式并能够树立信誉和依法行事的作风。但是，通常这个关键的人群和众多机构并不存在。因此，初级卫生保健改革中对能力建设的重要投入应该是通过使个人和机构参与改革过程来为他们创造学习机会，还可进一步考虑在国内及国家间鼓励经验交流的环境中应用这种参与方式来创造学习机会（摘编自报告第 83~101 页）。

第三节　重振策略之不足及其补充建议

2008 年世界卫生报告的发布为全球卫生系统的改革指明了道路，即重振初级卫生保健。但是，全球卫生系统能否真正沿着重振初级卫生保健这条道路前进，到底能在这条道路上能走多远？这有待未来的历史去验证，我们现在可以做的是对报告本身进行理论的分析。

一、2008 年世界卫生报告的不足

2008 年世界卫生报告呼吁重振综合性初级卫生保健，并在确认《阿拉木图宣言》提出的价值观的基础上，根据变化了的社会现实，提出四套改革措施以推动初级卫生保健的重振。应该说，这是一个需要极大勇气的报告，同时也是一个体

现大智慧的报告。说这个报告需要极大勇气，是因为当今卫生服务体系是一个以生物医学技术为手段、以疾病治疗为主要任务的卫生服务体系，而重振综合性初级卫生保健的核心任务就是要对这个卫生保健体系进行革命性的改造，使之转变为以适宜技术和社区行动为手段、以健康促进和疾病预防为主要任务的初级卫生保健体系，其本质是在倡导一场自我革命。说这个报告是一个体现大智慧的报告，则是因为当前这个主导全球卫生发展的卫生保健体系正在走向危机，而初级卫生保健正是有望助其克服危机的唯一路径。世界卫生组织这个重振综合性初级卫生保健的决议，让世界重新拾起对当代卫生保健体系的希望。但这个报告也在一定程度上反映出世界卫生组织缺乏自我剖析、自我开放的勇气，而这又必将给综合性初级卫生保健事业的重振造成不利的影响。

首先，报告没有对初级卫生保健运动的历史做分析总结，这可以说是缺乏自我剖析的表现。该报告的开篇部分也就是总干事致辞部分，明确地指出："在过去60 年中，世界卫生形势发生了巨大变化，《世界卫生组织宪章》阐述的核心观念和《阿拉木图宣言》提出的价值观已被验证，至今仍然正确。尽管全世界人民的健康状况得到了巨大改善，但显而易见却令人痛心的是，各国遵循这些价值观所开展的初级卫生保健运动却没有成功。这个事实值得我们高度重视。"（世界卫生组织，2008）然而，报告通篇都没有对这个所谓值得高度重视的事实进行分析和总结，失败的主要原因在于卫生保健体系外部还是内部，抑或是两方面皆有？现在是否还存在同样或类似的原因？同样，在初级卫生保健的发展史上，《阿拉木图宣言》所倡导的综合性初级卫生保健和后来取而代之的选择性初级卫生保健一直是相互斗争的两条路径，至今仍然左右着初级卫生保健的发展方向和具体路径，但该报告对这个根本性的问题也未给予明确的阐述以表明立场（Lawn et al.，2008）。导致这种状况的、不便说明的原因应该是世界卫生组织内部以及外部存在着不可忽视的、反对综合性初级卫生保健的力量。然而，回避过去的失败，不去认真地剖析过去的失败，不对反对力量进行彻底的清算，在重振初级卫生保健的道路上又能走多远呢？

其次是报告没有提出与社会工作组织和社区发展组织的合作问题，这可谓是卫生系统自我开放勇气的表现。健康的社会决定因素表明健康问题具有复杂的社会根源，不同的社会管理部门出台的公共政策均对国民的健康产生积极或消极的影响，因此解决健康问题需要跨部门的合作。世界卫生组织能够认识到跨部门合作的需要是好的，但不能仅仅停留在认识层面，还必须把这种认识转化为行动才行。初级卫生保健是以居民个人、家庭和社区为服务对象，以社区为服务场所，以社区发展为综合手段的综合性卫生保健服务，其核心是置身于社区、服务于社区的卫生保健，它不仅要用适宜的生物医学技术控制妨碍社区居民健康的生物学因素而且同时要用社区发展技术控制影响居民健康的社会决定因素。因此，社区动员、社区组织、社区发展是初级卫生保健的重要工作方法，而这些方法并非是现行卫生保健人员能掌握和熟练运用的，他们所受的生物医学教育范式甚至把这方面的知识、方法排除在医学知识体系之外。相反，社会工作组织和社区发展组织则是这些方法的开创者，它们从诞生起就一直在运用这些方法促进社区及社区居民的发展，卫生组织没有理由不和它们进行合作。但是，在以重振初级卫生保健为主题的2008年世界卫生报告中没有一句提到和它们合作的话语，这种自闭行为无疑让人对世界卫生组织重振初级卫生保健的努力能否成功产生怀疑。

二、重振策略之补充建议

（一）彻底反思综合性初级卫生保健被取代的原因

以史为鉴、可知兴替，要重振综合性初级卫生保健首先要对综合性初级卫生保健被选择性初级卫生保健取代的原因进行分析，弄清有哪些主要原因。在这些原因中，要分清哪些是外部原因，哪些是卫生系统内部原因。对于外部原因，要弄清楚现在是否还存在，如果还存在，又该怎样消除或应对它。对于内部原因，也要做同样的分析。除了分析当时导致综合性初级卫生保健被选择性初级卫生保健取代的原因外，还要对当前的卫生系统内外原因做出深入的分析，分析哪些原因有利于重振综合性初级卫生保健，哪些原因不利于重振综合性初级卫生保健，以及怎样充分利用有利因素，怎样应对不利因素。唯有如此，才能避免重蹈过去的覆辙，重振综合性初级卫生保健的目标才有可能实现。

（二）以开放的胸怀主动发起跨部门合作

影响健康的不仅有生物原因而且还有社会原因，社会原因既有可能与生物原因共同存在直接影响健康，也有可能存在于生物原因背后，构成生物原因背后的原因。在人类知识体系向着高度分化方向挺进的今天，生物医学服务体系既无必要也无力量非要自己独立去解决健康的非生物原因。因此，卫生系统需要和多个社会管理部门、多种社会组织进行合作。在促进社区发展、减少不利于健康的社会原因方面，尤其需要和社会工作组织和社区发展组织进行合作。

1. 社会工作组织

社会工作组织是具有悠久历史的国际性组织，在绝大多数国家的社区层面上都有社会工作组织，其社区社会工作不仅是社会工作的一个主要领域而且是社会工作的一个基本方法。

“社会工作”一词由英文的 social work 翻译而来，在一些国家，这类事业又被称之为社会服务（social service）或社会福利服务（social welfare service）。尽管称谓不同，但其核心内涵却基本相同，都是指根据一定的价值观和伦理守则、运用科学的知识和技能帮助有困难的人摆脱困境或提高其福利的活动。社会工作的根本目标是追求社会公正与公平，促进个人福利和整个社会福利的提高。社会工作的主要对象是弱势群体，也包括其他有需要帮助的个人或群体。联合国在1960 年出版的《国家社会服务方案的发展》一书指出，社会工作是协助个人及其社会环境，以使其更好地相互适应的活动。2000 年，在加拿大的蒙特利尔召开了国际社会工作者联盟大会，再次对社会工作的定义进行深入的讨论。会议把社会工作定义为同时促进社会改变和个人问题解决并且能够带动服务对象增能、提高福祉的专业。认为社会工作的服务介入焦点是人与环境的互动，使命是帮助服务对象充分发掘自身的潜力丰富自己的生活，同时防止功能的失调。价值基础是对人的平等、价值和尊严的尊重。

社会工作的基本功能包括四个方面：保障个人生活，促进社会安全；维护个人人权，促进社会进步；提高个人活力，增进社会财富与安定社会经济；发扬人类互助精神，实现社会公道，促进世界大同。从受助者的角度看，社会工作的主要功能包括帮人脱困，助人发展等；从社会的角度看，社会工作的主要功能包括解决社会问题，维护社会公平、倡导社会正义等（叶楚生，1986）。

2. 社区发展组织

社区发展组织也是具有悠久历史的国际性组织，在绝大多数国家的社区层面上都有社区发展组织负责社区发展工作。在当代，社区发展既是社会发展的一个重要方法又是一个具体的工作领域。

社区发展兴起于 20 世纪 50 年代。第二次世界大战结束后，许多国家（尤其是农业国家）面临着贫困、疾病、失业、经济发展缓慢等一系列问题，要解决这些问题，仅仅依赖政府力量是远远不够的。因此运用社区民间资源、发展社区自助力量的构想应运而生。联合国成立之初的 1948 年，遂提出落后地区经济发展须与社会发展同步进行的方针，并采取实际步骤援助以社区为单位的社会发展。1951 年，以联合国经济社会理事会通过的 390D 号议案为标志，“社区发展运动”的倡议正式发出（陈涛，1997）。

“‘社区发展’这个词已经成为一个国际习惯用语，用以指依靠人民自己的努力和政府当局的努力，改善社区的经济、社会和文化状况，并把这些社区整合进国家生活，使其全力以赴地对全国进步做出贡献的过程”。“这个进步的复合体由两个必不可少的元素所组成：人民尽可能依靠自己的首创精神来提高他们的生活水平；政府鼓励首创、自助和互助并富有成效地提供技术的和其他方面服务”（夏学銮，2001）。在联合国的推动下，国际上许多国家都加入了社区发展运动。

20 世纪 80 年代后期，风行于欧美各国的“第三条道路”思潮使得社区发展理念在欧美国家达到了前所未有的高度。“第三条道路”以“社区、责任、义务和机会”作为自己的支柱，力图通过发展社区来克服极左的国家主义和极右的个人主义。提高社区意识，增强社区行动能力是“第三条道路”的核心内容之一。在“第三条道路”的引导下，社区行动能力建设成为政府组织、各种非政府组织参与社区发展的核心任务。在许多社区发展政策和项目中，社区行动能力发展被界定为直接的、最高的目标，而且即使是在不以社区行动能力发展为直接目标的社区项目中，社区行动能力也被认为是影响项目成败的决定性因素，在项目开始之前都要进行社区行动能力评估以预测项目的可行性，如果社区行动能力不足以实施规划项目，项目将暂时性地被针对性的社区行动能力发展项目取代。此外，随着西方发达国家对拉丁美洲的社区发展援助以及拉丁美洲自身的权力去中心化改革，以社区行动能力本身作为社区发展对象的理念已经被拉丁美洲的社区发展运动接受（Fiszbein， 1997）。随着社区发展运动的全球化发展，社区组织也随之遍布世界各地。

从上述简短的介绍可以看出，社会工作、社区发展与初级卫生保健在价值标准、服务场所、服务对象等方面具有高度一致性，三方面的携手合作将创造出事半功倍、高效共赢的局面。

参考文献

陈涛. 1997. 社区发展: 历史、 理论和模式. 中国人口·资源与环境, 7(1): 18- 22.

林志强. 2006. 论健康权的国家义务. 社会科学家, (4): 120.

世界卫生组织. 2008. 世界卫生报告. 初级卫生保健: 过去重要、 现在更重要, X, XIII, XVI, XIV, XVIII, 9, 12.

夏学銮. 2001. 社区发展的理念探讨. 北京行政学院学报, (4): 50.

叶楚生. 1986. 社会工作概论. (台)童泰印刷局: 24-26.

张军红. 2013. 健康产业引领世界健康发展新浪潮. 经济, (5): 143.

American association for world health. 1997. Denial of food and medicine: the impact of the U. S embargoon health and nutrition in Cuba. http//www.ifconews.org/aawh.html[2004-2-18] .

Brahmbhatt H. 2000. Effect of breastfeeding on infant and child mortality due to infectious diseases in less developed countries: a pooled analysis. Lancet, 355: 451-455.

ClavanoN R. 1982. Mode of feeding and its effect on infant mortality and morbidity. J Trop Paediatr, 28: 16, 287-293.

Fiszbein A. 1997. The emergence of local capacity: lessons from Colombia. World Development, 25(77): 1029-1043.

Gomaa A, Mwafi M, Nagaty A, et al. 1988. Impact of the national control of diarrhoeal disease project on infant and child mortality in Dakahlia. Lancet, 332(7): 145-148.

Halman L. 2008. Changing values and beliefs in 85 countries. Trends from the values surveys from 1981 to 2004. Brill. http://www.worldvaluessurvey.org/[2008-7-2] .

Lawn J E, Rohde J, Rifkin S, et. al. 2008. Alma-Ata 30 years on: revolutionary, relevant, and time to revitalize. Lancet; 372: 917-927.

MagnussenL, EhiriJ, Jolly P. 2004. Comprehensive versus selective primary health care: lessons for global health policy. Health Affairs, 23(3): 167-176.

Mahler H T. 1978. World health is indivisible: address to the thirty- firstWorld Health Assembly . Geneva: WHO.

MessouE, Sangare S V, Josseran R, et al. 1997. Effect of hygiene measures, water sanitation and oral rehydration therapy on diarrhoea in children less than five years old in the south ofIvory Coast. Bull Soc Pathol Exot, 90: 44-47.

Obimbo E M. 2003. Primary health care, selective or comprehensive, which way to go? East African Medical Journal, 80(1): 7-10.

Schuftan C. 1990. The Child Survival Revolution: A Critique-or Health Still Only for Some by the Year 2000? Family Practice, 7(4): 329-332.

Streefland P, Chabot J. 1990. Implementing primary health care: Experiences since Alma Ata. NY: Royal Tropical Institute.

第三章　社区卫生服务的基础理论概念

理论是实践的先导，理论帮助我们发现那些依靠经验无法发现的东西，理论也限制我们的视野，让我们忽视理论对象之外的东西。因此，只有正确的理论才能引导我们取得实践的成功。为了对社区卫生服务建设提供理论基础，本章将对“社区”“社区发展”“健康的生态学视角”和“社区卫生服务”等做理论的阐述。

第一节　理论的视界标定功能及健康服务的理论视野

一、理论的视界标定功能

人类与其他动物有许多不同之处，其中最为显著的不同之处是人类会问“为什么”。我们不仅对自然现象问为什么，也对社会现象以及自己的行为问为什么。我们本能地寻求解释，寻求导致目前现象之原因，这种原因可能存在于现象的过去、现象的环境之中，也可能存在于现象的“背后”，这种寻求的结果就是理论的产生和发展。

从其存在形式的角度看，理论是一个由严格界定的概念和命题组成的知识体系，它通过阐明各个概念的内涵以及它们之间的关系，来系统地呈现某类现象的存在及其变化趋势。理论的基本构成单位是概念和命题。概念是对理论对象或其构成部分的本质特征的概括总结，命题表现为概念之间的关系，本质上则是对不同的理论对象之间或理论对象的各个构成部分之间的相互关系做出的陈述。理论的基本特征是抽象性和普遍性。抽象性是指理论实体无法用感官直接感知。例如，“感冒”是一个医学理论实体，我们用感官只能感知到感冒的种种症状却无法直接感知到“感冒”的存在。普遍性是指理论所揭示的关系总是类关系，为某一类现象所具有而非某一个现象所特有。

从其功能的角度看，理论有多种功能，如解释功能、实践功能、审美功能等，理论的这些功能都是我们所熟悉的。除此之外，理论还具有通常被我们忽视的“视界标定”功能。在日常生活中，“视界”是指眼睛能看到的空间范围。但是，在我们眼睛能看到的空间范围内会有很多事物存在，在众多的事物中我们究竟能看到什么呢？这取决于我们的主观意向，也就是说，我们心里有什么，我们想看到什么，我们才能看到什么。我们最希望看到的，哪怕它的存在比它周边的其他事物还隐蔽，也一样能被我们发现。相反，如果我们心中没有某种东西，哪怕它就在我们的眼前也常常会被我们忽视，这也就是日常所说的“熟视无睹”、“视而不见”。再进一步，驱使我们看某事物的主观意向又是由什么决定呢？一是我们的日常生活经验，日常生活经验告诉我们身处什么地方应该注意什么东西，在什么情况下应该注意什么东西。另一个则是我们接受的理论，理论能够帮助我们看到某类现象。例如，在我们学习医学影像理论之前我们看不到医学图像中的“疾病”，但在我们接受系统的医学影像理论的训练之后，我们就可以清楚地看到医学图像中的病症之所在。从这个意义上讲，我们可以说，我们不是用眼去看而是用头脑中的理论去看，我们是因为有了某种理论才拥有了这种理论的眼光。日常所说的“用心看”其实是用我们的经验或所学的理论看。由于每一种理论都有自己的研究对象，揭示各种存在之不同面相或不同的结构层次，因此不同的理论让我们看到不同的现象。例如，让一个中医师和西医师同时观察并描述一个患者，你会发现他们的描述是完全不一样的。导致这种差别的不是由于两个医师的肉眼差别而是由于他们接受的理论医学理论不一样。

当然，理论在帮助我们看到某类现象的同时，还会限制我们看到其他现象。这是因为理论的训练会让我们习惯性地专注于理论研究范围内的现象，习惯性地忽视理论研究范围之外的现象。由于长期的训练，每一理论共同体都会有视自己信奉的理论为最好，而对其他理论视角则一般会持排斥的态度。哪怕是理论受到经验的挑战，理论共同体也不会轻易放弃而是近乎偏执地捍卫自己信奉的理论。此外，理论共同体也会排斥那些跨越理论研究范围的“越轨”研究者，把他们划入外行范围，不承认他们的研究成果，这种压力也会让那些越轨者放弃越轨的尝试。这种现象在常规科学时期尤为明显（托马斯·库恩，2003）。

概言之，理论的视界标定功能就是指理论决定我们看什么、能看到什么。与此对应，理论也让我们看不到其他现象的存在，尽管这些其他的存在可能都对我们的目的或我们的存在有重要的影响。

二、健康服务的理论视野

在我国社区卫生服务领域，占据主导地位的理论和实践工作者大都接受过生物医学的训练，即使后来从事管理研究，生物医学的思考视角和方式也是他们从事管理的基础并影响着他们的管理思想。然而，社区卫生服务毕竟不同于医院里的医疗服务，医院的医疗服务主要是解决患者的疾病问题，社区卫生服务要解决的是人的健康问题，而影响人的健康状况的不仅有生物医学领域内的原因，同时还有生物医学领域以外的复杂原因。因为人的健康状况不仅受其自身的生理、心理、行为的影响，而且受其所处的物理环境、社区环境、社会文化环境的影响。以人的行为为例，生理状况和物理环境只是给人的行为设定边界，在边界范围内人会做出何种行为则受到情感、情绪、理性、价值观、信仰等多种因素的影响。对人的行为而言，不仅存在着“客观事实如此，所以我必须如此”这样的理性行动，而且同样也存在着“我相信如此，所以我就该如此”这样的非理性的信仰行动。因此，要全面认识人的健康问题，搞好社区卫生服务，就不仅需要科学的知识和理论以了解人的客观世界的状况，而且还需要非科学的知识和理论以了解人的主观世界的状况，这不仅需要有关疾病的生物医学知识，还需要有关健康和社区的人文社会科学的理论和知识。

第二节　社区与社区发展

一、卫生服务领域中的“社区概念”

“社区”是社区卫生服务的基础性概念，对社区概念的理解直接影响社区卫生服务的发展方向和路径。但是，“社区”又是一个含义复杂的概念，在社区卫生服务领域，“社区”有辖区、具有共同或相似健康问题的群体、社区卫生服务的对象、共同体等多种含义。

世界卫生组织对社区的定义是：“一群人，他们通常居住在一定的地域范围内，共同拥有一种文化、价值和规范，并且他们之间具有社会结构关系，这种结构关系由社区长期发展形成。社区成员依靠社区在过去形成的、未来可能发生改变的，共享的信仰、价值和规范获得个人的和社会的身份。他们表现出一定程度的作为群体的身份意识，有共同的需要和满足共同需要的义务。”（WHO Centre for Health Development，Ageing and Health Technical Report Volume 5：2004）在这个定义中，社区有三个要素：人群，一定的地域范围和共享的文化、价值、规范。这个定义与一般意义上的“社会”并无区别，接近于“辖区”或“历史形成的居住区”。

指导和规范我国社区卫生服务建设的纲领性政策文献有两部，一是 1999 年十部委联合印发的《关于发展城市社区卫生服务的若干意见》，另一个则是 2006 年发布的《国务院关于发展城市社区卫生服务的指导意见》。在这两部文献中均未对社区概念进行定义。但是，在中共中央办公厅、国务院办公厅于 2000 年 11 月 19 日转发了《民政部关于在全国推进城市社区建设的意见》（中办发［2000］23 号）对社区的定义是：“社区是指聚居在一定地域范围内的人们所组成的社会生活共同体。目前城市社区的范围，一般是指经过社区体制改革后作了规模调整的居委会辖区”。民政部的这个社区定义事实上包含了两个社区概念：一个是，社区是指聚居在一定地域范围内的人们所组成的社会生活共同体，这是用共同体来界定社区；另一个则是，目前城市社区的范围，一般是指经过社区体制改革后作了规模调整的居委会辖区，这是用辖区来界定社区，而“共同体”与“辖区”是两个不同的概念，它们有可能一致也有可能不一致。那么，社区的含义到底是什么呢？

二、社会学领域的“社区”概念

“社区”在英语中叫做“community”，词源于拉丁语，意思是共同的东西和亲密伙伴的关系。在德语里“社区”叫做“gemeinschaft”，也有学者把该词译成“共同体”。首次将“gemeinschaft”一词用于社会学研究的是德国社会学家滕尼斯。他在《共同体与社会》一书中建构了“共同体”与“社会”这两种理想的社会关系类型，并用它们来描绘西方社会从传统向现代转型过程中社会关系变化的趋势。前者是指基于本质意志而产生的，靠习俗、情感和共同的义务来维系的，人与人之间亲密而又持久的社会关系。后者则是指基于选择意志产生的，靠法律强制来维系的，人与人之间相互算计的契约关系。在滕尼斯看来，“人们在共同体里与伙伴一起，从出生之时起，就休戚与共，同甘共苦。人们走进社会就如同走进他乡异国。”（斐迪南•滕尼斯，1999）由此可见，社区的最初含义并不包含地域特征，它强调的是人际关系中的唇齿相依、祸福与共的亲密特质。

第一次世界大战以后的20世纪20年代是美国工业化和城市化进程起飞的年代。工业化和城市化以强大的力量冲击摧毁传统的社会关系。为了说明工业化和城市化前后美国社会关系的变化，美国社会学家们利用滕尼斯所提出的“社区”和“社会”概念对美国的社会变迁展开研究，美国的社会学家把滕尼斯的社区（gemeinschaft）译为英文的community，并把社区对应与农村的村庄、小城镇或大城市里的老街区，赋予社区概念以地域含义，社区的含义演变为地域性的传统社会。

20世纪50年代末，美国著名的社区研究专家考夫曼撰文指出：大多数的社区概念都认为，社区是一个涵盖了一个地域范围内全部社会生活的地域性社会整体。然而，从现实的角度看，由于现代城市生活中生产、消费和居住的分离，描述社区的地理边界已经变得非常困难。因此，把社区视为一个涵盖发生在一定地域范围的、全部社会现象的地域性社会实体的观点已经不再适合，我们需要建构一个互动论的或过程论的社区理论，该理论应该能够区别地域社会内的社区现象和非社区现象。那么，我们怎样在复杂的社会生活中发现社区呢？考夫曼认为可以从以下六个方面判别一个集体行动是否属于社区现象，即“①行动追求的和满足的利益的综合性程度；②行动被认同于地方性的程度；③当地居民参与行动的相对数量、参与者的地位以及参与程度；④参与行动的当地组织的相对数量及其在当地的影响；⑤行动维持或改变当地社会的程度；⑥行动的组织程度”（Kaufman， 1959）。

20 世纪 70~90 年代，美国著名的社区研究专家威尔金森在老师考夫曼的思想指导下，提出现代社区的本质是地方性取向的集体行动过程。所谓的地方性取向是指：这些场域的主要参加者和受益者都是当地居民，行动目标代表了当地居民的利益，行动是公共的而不是私人的，并且行动的受益人包括那些没有参加行动的居民。在威尔金森看来，地方性取向的集体行动过程跨越了不同群体的特殊利益界限，实现了不同利益群体之间的协调和整合，它代表的是地域性社会的整体利益而不是局部利益。地方性取向的集体行动过程在地域性社会中起到社会整合作用，它把不同的利益群体整合成一个动态的整体，充分地利用他们的信息、资源和能量以促进共同利益的实现（Wilkinson， 1991）。

我国学者王小章和王志强撰文提出，在传统的相对封闭的社区中，由于与外界联系困难和稀少，居民很难从外面获得必要的帮助来满足自己的需要，因此邻居在居民生活中的重要性是不言而喻的。但是，在现代城市中，由于通信技术、交通手段、标准化的公共教育的发展以及居民流动性的增大，同时也由于市场的不断拓展和无孔不入的渗透，致使人们社区交往社会联系的地域性限制越来越小，他们的需要很容易从外部各种组织中获得满足而不必仰仗于邻里。因此，当代社区已经摆脱地域特征，成为脱域的共同体（王小章和王志强，2003）。

社区概念的演变历史表明社区的基本要素是人群和互助合作性的互动关系，其中，关系密切、出入相友、守望相助、疾困相扶、互助合作性的互动关系是社区的本来含义也是社区的本质特征，这样的社区也就是我们前面说的“共同体”社区。共同体社区既可能存在于一定的地域范围内，也可能超出一定的地域限制，因此“地域”并非共同体社区的必备要素。由此观之，我国社区卫生服务中的“社区”可以称之为“辖区社区”，而真正意义上的社区则是“共同体社区”。共同体社区具有浓厚的理想主义色彩，辖区社区怎样才能向共同体社区变迁呢？联合国倡导的“社区发展”运动是推动这种变迁的基本路径。

三、社区发展

1.“社区发展”的起源和内涵

在西方国家，一般认为 20 世纪初期，法国、英国和美国等国兴起的“睦邻运动”是社区发展的重要源头。20 世纪初，第一次世界大战结束后，英、美、法等国家的工业化、城市化进程加快，为了应对工业化城市化给传统的、充满人情味的邻里社会关系造成的破坏，由宗教人士发起的“睦邻运动”得到广泛响应。“睦邻运动”的宗旨就是在充分利用社区的人力、物力、财力等资源的基础上，培养社区居民的自治精神和互助精神，动员社区居民参与改造社区生活条件。

在我国，社区发展的源头可以追溯到20世纪30年代的“乡村建设运动”。20世纪初，我国农村在长期的战乱、匪乱和世界经济危机的冲击下陷入“愚”、“穷”、“弱”、“私”状况。为了改变这种落后状况，以陶行知、黄炎培、晏阳初、梁漱溟等为首的知识分子掀起了一场声势浩大的乡村建设运动，运动的宗旨就是要通过对乡村社会组织和乡村社会的人的重构以实现乡村的自立、自治和自卫（吴星云，2006）。

第二次世界大战结束后，许多国家（尤其是农业国家）面临着贫困、疾病、失业、经济发展缓慢等一系列问题，要解决这些问题，仅仅依赖政府力量是远远不够的，因此运用社区民间资源、发展社区自助力量的构想应运而生。20世纪50年代，联合国在世界范围内推广社区发展计划，并把社区发展定义为：“‘社区发展’这个词已经变成为一个国际习惯用语，用以指依靠人民自己的努力和政府当局的努力，改善社区的经济、社会和文化状况，并把这些社区整合进国家生活，使其全力以赴地对全国进步做出贡献的过程”。“这个进步的复合体由两个必不可少的元素所组成：人民尽可能依靠自己的首创精神来提高他们的生活水平；政府鼓励首创、自助和互助并富有成效地提供技术的和其他方面服务”(夏学銮，2001)。在联合国的推动下，国际上许多国家都加入了社区发展运动，社区发展研究也相应地在世界各地展开。

联合国对社区发展的定义凝聚了全球社区发展的理论和实践精华，是最具权威性的定义。该定义表明社区发展有两个要素，一是培育社区居民的自助互助精神，也就是共同体精神。二是改善社区的经济、社会、文化以及其他各方面的状况。这两个要素相辅相成，培养共同体精神是社区发展的精神价值目标，改善社区整体状况是物质价值目标。没有共同体精神的培养，社区整体状况的改善就无法实现。反之，没有社区整体状况的改善，社区精神也就是一种虚无、一种非真实的存在。

2. 社区发展的基本原则

联合国1955年在一份题为《通过社区发展促进社会进步》的文件中，提出社区发展的10条基本原则（陈涛，1997）：

（1）社区发展的各项活动必须符合社区的基本需要，并根据人民的愿望，制定首要的工作方案；

（2）虽然社区局部的改进可以由某一部门着手进行，但全面的社区发展，则必须建立多目标的计划，并组织各方面、各部门联合行动；

（3）在推行社区发展的初期，改变居民的态度和物质建设同样重要；

（4）社区发展的目的在于促进人民热心参与社区工作，从而改进地方行政机构的功能；

（5）选拔、鼓励和训练地方领导人才是社区发展计划中的主要工作；

（6）社区发展工作应特别重视妇女和青年的参与，以扩大参与的公众基础并获取社区的长期发展；

（7）社区自助计划的有效实现，有赖于政府积极而广泛的协助；

（8）制定全国性的社区发展计划必须有完整的政策，行政机构的建立、工作人员的选拔与训练，地方与国家资源的运用与研究，社区发展的实验与考核机构的设立都应逐步配套地进行；

（9）在社区发展中应充分利用地方的、全国的与国际的民间组织资源；

（10）地方性的社会、经济进步要与全国的发展计划互相结合、协调实行。

从联合国提出的社区发展及其原则来看，社区发展包含两个方面的发展，一是社区构成要素如经济条件、人、组织等的发展，二是社区内的社会关系的发展即向共同体的转化。自此以后，世界各国的社区发展都没有超出联合国的社区发展观，有的国家可能侧重于社区构成要素的发展，有的国家可能侧重于共同体关系的建设。但是，虽然在这两者之间可以各有侧重，却也无法完全分开。社区要素的发展要以共同体关系的发展为条件和手段，而共同体关系的发展则要以要素发展作为载体。

四、社区发展过程中容易发生偏差的几个问题

1. 目标置换问题

目标置换概念起源于科层制理论。科层制理论认为，当组织成员更加关心组织本身的存续或者他们在组织中的位置，而不关心是否与组织目标相符合时，目标置换现象就发生了（戴维波普诺，1999）。简单地说，当实现目标的手段在行动过程中被当作行动目标时目标置换现象就发生了。在由外部力量发起的社区发展过程中也常常会发生目标置换现象，目标置换通常有如下三种基本形式：

其一是把社区物质条件建设当作社区发展的根本目标，而把社区共同体精神的培养视为次要的、附带的目标。社区物质条件建设是培养社区共同体精神的基本途径之一，但其前提条件是通过社区参与进行社区物质条件建设。可是，在建设行动过程中，由于评价标准的形式化、项目时间的限制、组织社区参与有一定的困难等方面的原因，导致实施发展项目的组织更加注重如何在计划的项目时间内完成诸如建设社区活动中心，社区卫生所或社区图书馆等具体目标，而把社区参与形式化、表面化，甚至拒绝、反对社区参与。

其二是把建设社区组织建设当作社区发展的根本目标，而把社区共同体精神的培养视为次要的、附带的目标。发展社区组织，建构社区网络是培养社区共同体精神的重要途径之一。但是，组织是为了实现特定目标而有意识地组织起来的社会群体，特定目标是组织存在的必备条件，可是，一些社区建设机构，为了完成上级的任务常常会脱离社区行动需要去建设一些“空架子”组织，这些所谓的组织既没有实质性的目标任务，也没有常规的组织活动，只是为了组织而组织，对社区发展并无真正的贡献。

其三是把项目执行能力当作社区发展的根本目标，而把社区共同体精神的培养视为次要的、附带的目标。项目执行能力是指社区完成或协助外部组织机构完成其预定项目的能力。因此，项目执行能力更多意味着社区对外部组织或机构的依赖，用项目执行能力取代社区共同体精神的培养是一种更为隐蔽的目标置换形式，它所发展的对象实质上是外部组织或机构的能力，而不是社区行动能力。

要防范社区行动能力建设过程中的目标置换现象，在理论上要弄明白社区发展的本质含义，在实践上要坚持把社区建设项目或计划建立在社区问题的基础上，坚持通过社区行动实现社区项目目标。

2.“内”与“外”之间的张力问题

社区共同体精神培育是社区自身发展的根本目标之一，也是外部力量如政府和非政府机构发起和介入社区发展的主要目标之一。因此，在社区发展过程中通常会涉及“内”与“外”的关系问题，这个问题对于那些能力薄弱的社区而言尤其突出。社区共同体精神的培育以社区发展项目为载体，但其前提是社区居民对项目有充分的参与机会和最终决定权。然而，要解决社区问题、促进社区变迁需要从外部输入各种资源，这在客观上造成了对外依赖关系，并且发起社区发展项目的外部机构和组织也有自己的目的、计划和要求，“内”与“外”的张力由此产生。在“内”与“外”的关系上有两种极端的现象：其一是，外部力量完全不顾社区成员的公意，完全按自己的意图和计划去实施所谓的社区建设，这种情况一般容易发生在自上而下的社区建设运动中，其结果是无法得到社区的理解、支持和参与，当然也就不会对社区发展产生有价值的影响。另外一种则是完全接受社区成员的所谓公意，放弃社区行动，或直接向社区提供社区所需的资源或服务，或直接替代社区做那些本应该由社区来做的事。这种情况在那些能力薄弱、社区行动能力建设刚起步的社区尤其容易发生，那些能力薄弱的社区由于集体能力低下而更容易产生依赖心理。这样的做法同样无助于社区自身的发展，正如社区社会学家泰勒所说：“不论你为社区做了多少事情，除非而且直到能够自主发展的群体被培养起来，社区是不会得到发展的。”（Taylor， 1956）

要处理好社区发展中的“内”与“外”的张力问题，发起和参与社区发展的外部机构首先要在观点上摆正自己的地位，即服务于社区共同体精神的培育是自己的义务和职责，自己是在服务于社区而不是向社区施舍，更不是社区命运的主宰。在实践中，外部机构首先要向社区成员详细介绍自己介入社区发展的原则、目的、计划，让社区充分了解自己。以此为基础，在选择社区项目时，把社区问题和社区自身的能力以及自己的计划和能力相结合起来，选择能够统一社区要求和自己要求的能力建设项目，动员、鼓励和坚持通过社区行动来实施能力建设项目。

3.“社区的发展”和“社区内的发展”

与上述“内”与“外”的张力问题相关的是“社区的发展”和“社区内的发展”。进入 21 世纪以来，社区及社区建设的价值获得了空前的认同，不仅各国政府纷纷不遗余力地倡导、发起和参与到社区建设中来，而且包括商业组织在内的各种社会组织也开始把参与社区建设作为取得自己生存或发展的机遇或途径。这样就产生了“社区的发展”和“社区内的发展”的问题，前者是指社区成员通过社区行动解决社区问题或谋求促进社区福利的共同体精神和集体行动能力的发展，具体表现为社区资源的增加、社区组织和社区网络的发展，社区意识和社区价值的发展等。后者则是指社区外部组织在社区内的影响力的增加，具体表现为外部组织在社区内设立自己的分支机构，直接或间接地影响或控制社区组织、社区行动等。要对“社区的发展”和“社区内的发展”进行区别仍然要看外部组织发起、组织或参与的行动是否是社区行动，如果是，则为“社区的发展”，否则，则为“社区内的发展”。由于这类行动通常都会在社区行动和非社区行动两极之间摆动，因而“社区的发展”和“社区内的发展”也不是泾渭分明的。如果“社区内的发展”是通过社区发展取得的，那么毫无疑问也会导致社区的发展，取得双赢的结果。否则，“社区内的发展”则可能导致社区分化的加剧，社区整合更加困难。

要使“社区的发展”和“社区内的发展”有机结合，除了要强化对社区发展价值的社会宣传，让各种非社区组织理解社区发展对它们自身发展以及促进社会公平公正的意义外，更重要的是加强法制建设，用法律手段确保协商民主机制在地方性集体行动中能够真正发挥作用。

第三节　生态学健康观

“健康”是卫生保健领域内最基础的、最重要的概念。它既是全部卫生保健工作的基础又是全部卫生保健工作的目标，它引领、衡量卫生保健工作的发展。由于人类认识水平以及认识视角的不同，不同时代的人们或同一时代不同民族的人们对健康的认识并不相同。但是，随着国际交流合作的增多，在不同民族、不同国家的卫生保健工作者之间对健康概念逐步形成了共识。在 1946 年通过 1948

年生效的组织法中，世界卫生组织认为“健康不仅为疾病或羸弱之消除，而系体格，精神与社会之完全健康状态。”

这个健康概念是世界卫生组织自成立以来、一直沿用至今的指导全球卫生保健工作的核心概念。该概念突破了传统的、把健康等同于生理上没有疾病的生物医学健康观，把健康视为包括生理、心理和社会三方面状态的总体状态，更加全面深刻地揭示了健康的本质。随着人类对健康的重视程度的提高，越来越多的学科加入了健康问题的研究，许多不同的理论被用于解释健康问题，丰富了世界卫生组织的健康观，其中生态学理论是到目前为止最为全面地揭示健康问题复杂性的理论，健康生态学拓展了世界卫生组织的健康概念，能够帮助我们更好地认识影响健康的各种因素。

一、生态学的核心思想

“生态学”一词由德国博物学家海克尔于1866年在其所著的《普通生物形态学》一书中首次提出，是研究生物体与其所处环境的关系以及这种关系变迁机制的一门综合性学科。它的核心问题是：动植物为什么会这样分布？是什么力量控制它们的数量？但是，直到20世纪中期引入系统论、控制论、信息论之后生态学才获得快速的发展并成为一门显学，被运用到众多的研究领域形成众多分支学科如湖泊生态学、城市生态学、组织生态学、政治生态学、健康生态学等。生态学的核心思想是所有生物体都处于一定的生态系统中，生物体与其所处环境之间存在复杂的相互依赖、相互制约关系，生物体和其所处的环境都只能在这种互动关系中得到理解。

“生态系统”是生态学的核心概念。“生态系统”一词最初是由Roy Clapham在1930年提出来的，但是对“生态系统”做学术性定义使之成为生态学核心概念的却是生态学家Arthur Tansley。他在1935年发表的论文中对把“生态系统”定义为“一个系统的整体，它不仅包括有机因子复合体而且包括被我们称之为环境的物理因子复合体”并用生态系统这个概念取代容易引起误解的超级有机体概念。生态系统是一个由处于相互影响状态下的多个要素构成的复合体，它既包括生物体也包括作为特定物种生存环境的其他生物体和非生物体（Tansley， 1947）。构成生态系统的生物体和非生物体之间通过物质和能量的交换以相对稳定的方式相互依赖。一个生态系统既是一个子系统同时又是一个母系统，也就是说一个生态系统既是一个更大的生态系统的构成要素，它自身同时也包含子系统。例如，一个社区就是一个生态系统，它既是社会系统的子系统，它同时又是由家庭、群体、组织等子系统构成的母系统。

生态系统虽然也有边界，但其边界不是完全封闭的而是相对开放的。所有系统都有半开放的边界，完全封闭的系统是不存在的。在一般意义上，所谓生态系统的边界就是它把自身的构成要素与自身所处的大系统也就是它的环境区别开来的那些要素或特征。生态系统内部要素之间的相互依赖的强度、互动的频度和强度都要高于与外部环境之间的互动。从功能角度看、边界起到过滤作用，它允许有利于生态系统的资源进入系统，阻止不利于生态系统的物质或能量进入生态系统自身。生态系统在一定程度上对环境开放，受到环境的影响，同时生态系统也影响其环境。一个趋于封闭的生态系统较难从环境中获得满足自身需求的资源从而使得生态系统趋于崩溃。相反，如果生态系统的边界过于开放，不能过滤不利于生态系统的物质或能量，生态系统也将趋于解体。由于生态系统的内部构成要素和外部环境之间存在复杂的互动关系，所以在实际上根本不存在“一刀切”式的生态系统边界。在这个意义上，我们说生态系统的边界在一定程度上是人为建构的，带有主观性。例如，在卫生服务领域，我们通常把地域界限作为社区的边界。但是如果我们从社区内部的家庭、群体、组织等构成要素与外部的联系角度看，社区的地理边界则几乎是没有意义的。

所有生态系统都具有一定的稳定性。也就是说，每个系统也都同时趋向于在内部各要素之间以及内部需求和外部要求之间保持某种平衡，这被称之为稳态。生态系统的稳态是一个动态的过程而非绝对静止，它不仅指生态系统总是趋于恢复以前的功能水平，而且也包括变迁。压力和冲突是打破稳态的自然力量。在人体内部、人与人之间、不同的群体之间都会有冲突发生。冲突的原因可能源于目标、价值、规范、动机、利益、无意识的需求等方面的差异或对立。冲突扰乱生态系统的稳态并导致压力的产生，为了减轻压力，系统会通过调整自身的结构或功能，建立与压力相适应的新机制从而使系统恢复稳态。在生态学中，生态系统保持稳态的机制叫做反馈。反馈是指这样的一个过程，一个系统输出信息（A），信息接收系统（B）。A 向 B 输出信息，B 接受来自 A 的信息，做出处理后，再向 A 输出信息，这个过程就叫做反馈。反馈过程能够让系统检查自己对环境的影响，还能够让系统保持稳态。但是反馈也并非都是一个自我纠正的过程，它也可能放大错误或偏差信息从而使得系统远离稳态直至解体。例如，一居民因对门的狗叫而向对门住户提出交涉，对门住户做出回应，如果对门住户的回应让该居民满意，则事情得到解决，彼此恢复和谐共处。反之，如果对门住户的回应让该居民更加不满，则两家的关系将趋于恶化，严重时将威胁到两个家庭的稳定。

此外，在生态学中“环境”概念也有其特殊的含义。在生态学中“环境”是一个开放的概念，它泛指研究对象之外的、对研究对象存在现实的或潜在的影响的一切因素。换句话说，环境是通过特定的对象来界定的，是属于特定对象的环境，研究对象改变则环境也随之改变。但在现实的社区卫生服务中，社区环境通常就是指社区范围内的物理或社会环境，这与生态学中的环境是不同的概念。举例来说，如果一个社区居民的亲朋好友都在他居住的社区外部，那么在生态学意义上，该居民的社会环境就不仅仅是他居住的社区而且还包括那些居住在社区外部的亲朋好友。相反，如果一位居民的社会交往对象都居住在同一个社区内，则社区构成该居民的主要环境。

二、生态学视角下的健康

生态学视角被引入卫生领域的主要原因，一是部分流行病学家不满于占传统流行病学主导地位的因果解释模型和工作方法。这种因果解释模型视疾病与疾病的原因之间为单向的、时序性的因果关系，并把工作重点放在调查最直接的、个人层面的疾病风险因素上。二是健康的不平等现象越来越清楚地表明健康或疾病是社会环境因素与生物学因素共同作用的结果。在卫生领域，生态学视角被定义为：“一个概念框架，被设计用来表示决定行为的个体因素和环境因素，其视觉效果图通常是用多层的同心圆来表示影响行为的各种因素的层次。”（McLaren and Hawe， 2005）在生态学视角下，人处于一个多层次的生态系统中，每个系统层次内部诸要素之间以及不同层次的诸要素之间都存在着复杂的相互影响关系。在健康生态学领域，人的健康生态系统通常被划分为如下层次（图 3-1）：个体内部环境系统，个体所处的群体环境系统，个体所处的社区环境系统和个体所处的社会环境系统。

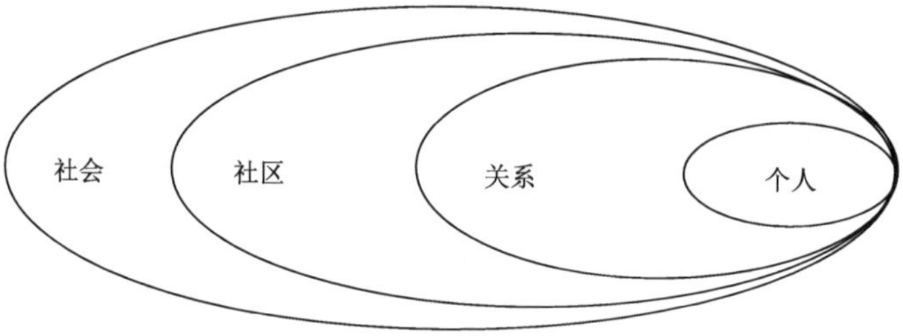

图 3-1　健康生态系统层次

（一）个体内部环境系统

生理自我是指个体在生理结构方面的特征以及个体对自身生理特征的认知的态度。生理结构特征既包括由遗传物质决定的生理特征如性别、肤色、身高、相貌等属性，也包括在后天发育过程中获得的生理特征如因疾病或事故而造成的残疾，随着年龄的增长而发生的生理衰老等。

心理自我是指个体具有的精神特征以及个体对自身精神特征的认知和态度。个体具有的精神特征包括认知能力、情感能力、意志能力。

社会自我是指个体在社会互动、社会关系和社会结构中的地位以及个体对自身社会地位的认知和态度。

构成个体自我的生理、心理和社会自我并不是相互独立的而是相互影响的，个体的健康状况就是个体的生理心理和社会自我交互作用的结果。例如，一个患慢性病的人可能会因为他的生理疾病而影响到他的心理自我和社会自我。慢性病对心理自我的消极影响包括不能正确地认识疾病的发生、发展和转归过程，继而不切实际地渴望缩短病程或消极放任病情的发展，也包括患者不能控制和调整自己的情绪而导致社会交往的困难。而社会交往的困难则反过来催生社会疏离、社会排斥感，这又将加剧患者的心理压力使之陷入孤独抑郁状态，孤独抑郁的心理状态、日益减少的社会交往则会加重病情的发展。

当然，上面说的是消极的负反馈情况，在得到外界帮助的情况下也可能发生积极的正反馈情况。同样是一个罹患慢性病的人，如果得到帮助，他周边的人都能够给予心理和社会支持，则该患者可能克服生理疾病造成的心理影响，从而保持积极的社会生活状态，而积极的社会自我和心理自我则会对其生理自我产生积极的影响，如积极地接受治疗、改变不健康的生活方式、积极地从事合适的身体锻炼等。

（二）个体所处的群体环境系统

群体是人们通过社会互动形成的、联系密切的共同体。在群体成员之间有道德上和情感上的相互关心相互支持的义务意识。人类的群体类型主要包括：

家庭是通过婚姻关系、血缘关系或收养关系形成的人类共同体，家庭是个体最初进入的群体也是人生中最重要的群体。家庭的结构、家庭成员之间的情感关系、家庭文化、家庭在社会分层体系中的地位等构成决定家庭群体环境的重要影响因素。

邻里群体是指由于居所相邻而形成的群体。需要指出的是，邻里只是邻里群体的必要条件而非充分条件，也就是说，邻里群体一定是邻居，而邻居却并非一定就是邻里群体。

业缘群体是指在劳动或职业生活过程中，分工或职责相同或相近形成的人员之间社会互动密切并因此形成的共同体。

趣缘群体是个体在社会交往过程中根据自己的兴趣爱好结成的群体。群体文化、群体结构、群体关系等构成决定群体环境的主要因素。

参照群体是个体在判断自己的地位、行为和态度是所参照的群体。虽然个体并是参照群体的成员，但是参照群体对个体的价值观、行为和态度等具有重要的影响。

群体环境能够对群体成员的健康施加有利或不利的影响，这是因为群体成员之间存在物质资源或精神资源的互惠流动。当个体遭遇健康问题时，如果能够得到群体的帮助将有助于其战胜困难。反之，如果得不到群体的帮助，这通常也意味着被群体疏离或排除，这种“被疏离或被排除出”的行为本身就会给个体造成较大的心理和社会压力，这种压力又会进一步加重其健康问题。

此外，由于群体文化、群体习惯对群体成员的行为有近似于强制的效能，群体文化和习惯的健康与否同样会对群体成员的健康产生有利或不利的影响。例如，一个群体如有抽烟的习惯，那么这个群体就会给其成员的健康造成不利的影响。反之，一个群体如果有禁烟的习惯、那么该群体则对其成员的健康产生有利影响。我们在戒烟项目中常常发现通过工作，个体同意戒烟，但个体一回到有吸烟习惯的群体中去，很快就又重新开始吸烟，这是因为个体为了能够回到群体中就必须要接受群体的习惯。在这种情况下，要取得戒烟工作的成功，戒烟工作的重点必须转移到吸烟群体上去。

最后，参照群体也能对个体特别是青少年的健康产生有利或有害的影响。随着网络通信的迅速发展加之对网络信息管理的缺位，原本只能在极少数群体中流行的不健康的、非主流乃至反主流的文化如暴力、色情、毒品文化等借助网络扩展自己的影响。一些青少年由于家庭和学校教育的不足或缺失，容易通过网络或其他传媒接触到一些特殊的群体文化并视之为模仿、学习的榜样，并因此影响自身的健康。

（三）个体所处的社区环境系统

社区的物理环境是指社区的全部物质设施，主要包括建筑物、道路、安全、商业、卫生、文化、运动健身等设施和绿化状况等。

社区的群体环境是指社区的群体状况，主要包括社区群体的数量、类型、群体的文化和结构，不同群体之间的关系等。

社区的组织环境是指社区内或服务与社区的各类组织，主要包括社区组织的数量、类型、服务能力、服务质量、服务效率、服务等可及性以及各类社区之间的相互关系等。

社区的文化环境是指社区精神生活要素的总和，主要包括居民持有的对社区的价值认同、社区意识、社区道德规范、社区风俗习惯等。

社区是人们的居所所在，是人们生活中最重要的一个社会活动空间，社区环境的质量直接影响着人们的健康状况。世界卫生组织下属的健康问题社会决定因素委员会在《一代人时间弥合差距：针对健康问题社会决定因素采取行动以实现卫生公平》报告中提出的改善卫生公平性的三条建议中的第一条就是“改善日常

生活环境，即改善人民出生、成长、生活、工作以及老年环境。”（世界卫生组织健康问题社会决定因素委员会，2008）

社区环境对居民健康的影响大多是间接的、积累性的，因而容易被社区卫生服务工作者忽视。例如，社区缺少健身运动场所和设施或健身场所和运动设施本身就不符合健身的标准，居民就会因此而缺少锻炼或因使用不合格的锻炼器材场所而损伤健康。再如，社区内或社区附近如果没有卫生保健组织，居民不能就近得到卫生保健服务，这也同样会妨碍居民健康水平的改善。同样，如果一个社区内的群体数量和种类较少，居民不能就近加入群体互动，邻里之间互不往来，这也会影响居民特别是老年居民的健康，因为他们年纪大、行动不便难以到社区之外参加群体活动。社会交往的减少甚至缺失是影响老年人健康的重要因素。社会交往减少乃至缺失，与之相伴的是身体活动的减少和心理孤独感的增加，而这些都会加剧老年病的发生和发展。最后，社区文化虽然不是以直接的物质或群体、组织的形态存在，但它对居民健康的影响同样不容忽视。一个拥有互帮互助传统的社区通过经常性的群体活动不仅可以加强邻里之间的物质的或精神的相互支持，而且可以通过社区集体行动逐步改善社区的物质环境，从而促进社区居民的健康状况。

（四）个体所处的社会环境系统

社会的物质环境是指社会赖以存在的物质条件的总和，包括自然条件和作为劳动产品的物质财富。

社会的分层结构环境是指社会的分层状况，主要指社会由哪些阶层构成以及不同阶层之间的关系、阶层之间流动状况等。

社会的制度环境是指规范和指导社会生活的各种规范构成的体系，从规范的性质角度看，社会制度环境包括法律、制度、规范、组织纪律、乡规民约等。

社会的文化环境是指社会的精神生活的要素总和，主要包括社会的主导价值、主流价值、社会道德规范、社会风俗习惯、不同亚文化之间的关系等。

社会的物质环境是影响人类健康的重要因素，物质财富的多寡直接决定着人们的物质生活水平、营养状况。安全卫生的食品、自然环境或人工物质环境都是维持健康的基本要求。一个社会的财富总量决定该社会总体的物质生活水平，但是社会物质财富在社会成员中的分配并不是均等的，所谓的社会的分层就是根据社会资源在不同群体中的分布状况把社会成员划分为不同的层级序列，一个社会的分层级数以及各层级之间的关系构成了社会的分层结构。不同阶层的人拥有的资源不同，获得所需服务的能力不同，工作方式和工作环境不同，生活方式和生活环境也不同。这些差异决定了不同阶层的人健康状况不同，他们通常罹患的疾病也不同。社会制度不仅直接决定社会资源在不同群体中的分配关系，而且决定社会成员之间的互动关系和社会组织的活动方式。因此，社会制度环境构成影响社会成员的又一个影响条件。如果所有社会制度都能把维护社会成员的健康纳入制度目标，这样的制度环境将能够大大促进社会成员的健康水平。也正因为如此，世界卫生组织发布的2008年世界卫生报告明确提出“所有政策体现健康”的倡议，指出“学校课程中有关健康的内容，促进性别平等的产业政策，食品与消费品安全法规等，它们能够深刻影响，甚至决定整个社区人群的健康水平，其影响力可以超越国界的藩篱”（世界卫生组织，2008）。社会文化环境既是社会物质条件的综合反映又反过来引领、规范整个社会生活从而影响社会成员的健康状况。社会文化环境的构成既包括作为社会主导的价值观体现的社会发展目标，也包括社会内部存在的各种亚文化。社会文化环境既可能有利于社会成员的健康也可能不利于社会成员的健康状况。例如，我国过去实行以牺牲环境为代价的、片面追求经济增长速度的发展方式，致使环境严重污染，影响社会整体的健康状况，最终结果是经济增长带来的好处又有相当一部分花费到疾病治疗上，我国近20年来卫生总费用不断增加便是明证。至于一些亚文化影响国民健康的例子则更多，如当前由演艺界引导和商家极力鼓噪的“瘦为美”文化，在一些特殊群体中流行的奢靡文化，网络上传播的色情暴力文化等都对国民的健康造成不利影响。

健康生态学视角为我们分析健康的复杂决定因素提供了一个概念框架，它表明不仅个体所处或所包含的各个生态层级都对个体的健康产生影响，而且各个生态层级之间也存在相互影响的关系，如个体行为既可以影响到他自身的健康，也可以影响他所处的群体、社区乃至社会的健康。同样，社区的变化不仅对社区成员的健康产生影响而且会对社会的健康产生影响。当然，生态学给我们提供的只是一种看问题的视角，它帮助我们从生态层级的角度分析影响健康的各种原因，它没有也不可能告诉我们影响健康的全部原因和具体原因。具体到分析对象如个体、家庭、群体的健康原因，还需要我们运用健康生态学视角去具体问题、具体分析。

第四节　社区卫生服务与全科医疗服务

一、社区卫生服务

顾名思义，“社区卫生服务”是“社区”和“卫生服务”的结合，“社区”是对“卫生服务”性质的界定，“社区性”是“社区卫生服务”的根本性质。也正因为如此，国际上有关社区卫生服务的定义都突出“社区”的地位。例如，社区卫生服务研究专家汉切特（Hachett）认为：“社区卫生是一种社区与社区内个人和小组之间的相互的功能，个人的健康在社区的健康中得到体现，社区的健康在居民的健康中得到体现。”（徐丽敏，2003）另一位社区卫生服务研究专家安德森（Anderson）也认为，社区卫生的研究必须结合环境、生物医学、组织学和行为干涉等四种要素，社区卫生服务应该包括四种要素。一个严格意义上的治疗也许可以强调其中的一个或两个要素，但是社区卫生实践必须完整地包括这四个要素。世界卫生组织在《老龄人的社区卫生关怀和服务术语汇编》中虽然没有直接对“社区卫生服务”（community health services）下定义，但对社区卫生（community health 下了定义：“社区卫生是科学、技术和信念的结合体，旨在通过集体或社会行动维持和改善所有人的健康水平（徐丽敏，2003）。社区卫生项目、服务和机构的重点是疾病预防和社区整体的健康需求的满足。社区卫生行动随着技术和社会价值的改变而改变，但是它的目标不变。”。“社区卫生关怀（community health care）”包括卫生服务和综合性社会服务，旨在促进自我照顾、自立和家庭支持网络。（WHO Centre for Health Development，Ageing and Health Technical Report Volume 5：2004）我国卫生部等 10 个部门在 1999 年联合下发的《关于发展城市社区卫生服务的若干意见》中也认为：社区卫生服务是社区建设的重要组成部分。

那么，什么是社区卫生服务的“社区性”呢？ 概言之，社区卫生服务的社区性就是指以社区的理论和组织体系为基础提供卫生服务，就是以社区发展作为实现社区卫生服务目标的根本途径。社区卫生服务的社区性具体表现为以下几方面（徐丽敏，2003）。

（一）社区卫生问题由专业的卫生服务人员和社区居民共同确定

社区卫生问题不再仅仅是一个卫生专业问题，它同时也是一个社区日常生活问题。因此，哪些行为或现象属于社区卫生问题以及这些问题的轻重缓急不再仅仅由专业标准来确定，而是由专业人员与社区居民共同确定。专业人员只能通过卫生知识传播和教育来改变社区居民对社区卫生问题的认知，进而达到让社区接受医学专业观念之目的，而不再能够通过专业的或行政的权威自上而下地界定社区卫生问题。

（二）解决社区卫生问题的方案由社区居民和专业人员共同商定

为了解决社区卫生问题，需要进行一定的社区卫生行动。社区卫生服务专业人员与社区居民、社区群体或社区组织共同协商制订社区卫生行动方案，讨论社区组织、筹集社区卫生行动资金、实施并管理社区卫生行动过程、评价卫生行动结果。在整个行动过程中，社区卫生服务专业人员不仅以专家的身份为社区卫生行动提供信息咨询和帮助，而且以社区成员的身份参与整个行动过程。社区居民和组织不再是卫生服务的单纯的接受者、消费者，他们同时也是社区卫生服务的提供者、生产者（世界卫生组织，2000）。

（三）社区居民和政府共同承担促进社区卫生服务的责任

政府不再垄断社区卫生服务的供给，因而也不再独自承担解决社区卫生服务问题的全部责任。政府在改善社区卫生服务状况的过程中只是部分地负责资金、技术、信息和制度的供给责任，社区居民自己也要通过改变自己的不健康行为、积极参与社区卫生行动、奉献诸如劳务、知识、经验、物质或经济等资源等途径对社区卫生问题承担相应的责任（周业勤，2007）。

（四）社区卫生服务是专业性与非专业性的结合

社区卫生服务与医疗服务不同，医疗服务是纯粹的法定的专业性卫生服务，由具备法定资格的人员按照特定的技术规则和程序提供服务。社区卫生服务包含大量的非医疗性的社区健康行动，这些服务虽然要遵循专业的健康理论的指导，但其具体实践却并非仅仅由具备专业资格的人员去实施，而是由社区居民自己去完成或在具备专业资格的人员指导下完成。因此，社区卫生服务是专业性与非专业性相统一的活动。

（五）社区卫生专业组织具备社区成员的身份意识

一般而言，组织与其服务对象之间的关系基础是理性的合约关系，虽然组织与其服务对象之间也可能建立一定的情感联系，但是情感不能妨碍到理性的合约关系。社区卫生组织虽然属于组织范畴，与其所处的社区之间也存在着服务合约关系，但是为了实现维护和促进社区健康之组织目标，社区卫生组织还必须具备社区成员的身份意识并履行社区成员的相关义务才能得到社区的认同，得到社区认同才能有效地协调、组织社区资源、发起各类社区健康行动，从而维护和促进社区的健康。

二、全科医疗服务

对于什么是全科医疗，国内外都有不同的看法。根据欧洲全科医学/家庭医学协会发布的2011年版《全科医学/家庭医学的欧洲定义》（The European definition of general practice/family medicine，2011），全科医疗具有以下特征：

（1）全科医疗服务是首次接触卫生保健体系的接触点，它对使用者是开放的、无限制的，处理使用者的所有健康问题而不管他的年龄、性别或其他特征。

（2）通过协调各种服务实现最有效地使用卫生资源，和初级保健领域的其他专业工作者协同工作，管理和其他专业工作者之间的合作，为有需要的患者提供转介咨询。

（3）发展以人为本的工作方式，并兼具个人、家庭和社区取向。

（4）推动患者权利能力的发展。

（5）是一个持续的咨询过程，通过有效的医患沟通建立长期的友谊。

（6）根据患者的需求提供连续的、长期的服务。

（7）有一个根据社区疾病的发生率和流行状况决定的特殊决策过程。

（8）同时管理患者个人的急性和慢性健康问题。

（9）管理也许需要紧急干预的，但是尚处在病程早期阶段的疾病。

（10）运用适当且有效的干预促进健康和福利。

（11）对社区健康负有特殊的责任。

（12）处理健康问题的生理、心理、社会、文化方面的原因。

基于全科医疗服务的上述特征，通过比较我们可以发现把全科医疗服务等同于社区卫生服务、试图通过发展全科医学来发展社区卫生服务的做法是存在严重局限性的，其精神实质还是没有突破重治轻防的思想桎梏。社区卫生服务和全科医疗服务之间的异同，详见表3-1。

表3-1　社区卫生服务与全科医疗服务比较列表

项　目	社区卫生服务	全科医疗服务
健康观	生态医学健康观	生物心理社会医学健康观
影响健康的原因	生态系统	个体的生物心理社会状态
健康义务主体	个人、家庭、群体、社区、社会	个人、家庭
维护健康的根本方法	适宜的生物医学技术、个人、家庭、群体社区、社会的协调发展	生物医学技术、个体的心理、行为干预技术家庭干预技术
保健工作重点	健康促进和预防为主兼顾治疗	疾病治疗为主兼顾健康促进和疾病预防
保健服务的提供者	全社会参与	具有特定专业知识和法定资格的专业人员
保健服务的特征	可靠、可及、可负担	可靠性、可及
保健服务对象	全体国民	付得起费用的人
保健服务的使用	免费或支付少量费用	付费
保健行动中的决策	所有相关者共同协商	专业人员决定
保健系统业绩评价	人口的健康指标的改善	疾病控制指标的改善

参考文献

陈涛. 1997. 社区发展: 历史、 理论和模式. 中国人口·资源与环境, (7): 18-23.

戴维波普诺. 1999. 社会学. 李强等译. 10 版. 北京: 中国人民大学出版社: 195.

斐迪南·滕尼斯. 1999. 共同体与社会: 纯粹社会学的基本概念.林荣远译. 北京: 商务印书馆: 53.

世界卫生组织. 2000. 世界卫生报告: 卫生系统改进业绩. 北京: 人民卫生出版社.

托马斯·库恩. 2003. 科学革命的结构. 金吾伦、 胡新和译. 北京: 北京大学出版社, 75.

王小章, 王志强. 2003. 从"社区" 到"脱域的共同体" ——现代性视角下的社区和社区建设. 学术论坛, (6): 40-43.

吴星云. 2006. 民国乡村建设与中国农村现代化路径. 广东社会科学, (6): 108.

夏学銮. 2001. 社区发展的理念探讨. 北京行政学院学报, (4): 50.

徐丽敏. 2003. 关于我国城市社区卫生服务的几点思考. 社会, (60): 32 34.

周业勤. 2007. 社区卫生服务的"管理模式"与"治理模式"比较. 医学与哲学: 人文社会医学版, 28(11): 1-3.

Kaufman H F. 1959. Toward an interactional conception of community. Social Forces, (1): 8.

McLaren L, Hawe P. 2005. Ecological perspectives in health research. Epidemiol Community Health, 59: 6-14.

Tansley A G. 1947. The early history of modern plant ecology in Britain. Journal of Ecology, 35: 130-137.

Taylor C C. 1956. Community development programs and methods. Community Development Review, (3): 35.

The European definition of general practice/ family medicine. Wonca Europe 2011 Edition. http://www.unige.ch/medecine/umpr/Enseignement/stage3ememaster/Definition_wonca_tree.pdf. [2014-05-22]

WHO Centre for Health Development, Ageing and Health Technical Report Volume 5: aglossary of terms for community health care and services for older persons. http://www.who.int/kobe centre/ageing/ahp_vol5_glossary. pdfhttp://www.who.int/social_determinants/thecommission/finalre port/zh/

Wilkinson K P. 1991. The community in rural America. New York: Greenwood Press, 2, 84-91.

第四章　我国社区卫生服务发展道路之反思

我国社区卫生服务的发展可以划分为两个阶段。第一阶段为新中国成立后至20世纪80年代初，这个阶段的社区卫生服务发展具有明显的综合性初级卫生保健特征。第二阶段为20世纪80年代初至今，这个阶段的社区卫生服务发展则具有明显的选择性初级卫生保健特征。从综合性初级卫生保健向选择性初级卫生保健的转变，在取得某些方面进步的同时，也给我国社区卫生服务乃至整个卫生保健事业的发展造成严重的危机，摆脱危机的唯一出路则是回归、重振综合性初级卫生保健。

第一节　综合性社区卫生服务发展阶段及其主要特征

新中国成立后至20世纪80年代初，我国卫生事业的工作重点在基层，基层卫生服务与当地的社会经济发展密切结合，坚持依靠群众力量，重点解决群众急需的基本卫生服务问题，因此这个阶段的社区卫生服务发展具有明显的综合性初级卫生保健特征。具体来说，这个时期的社区卫生服务具有下列主要特征：党和政府高度重视、面向工农、中西医结合、预防为主、卫生工作和生产相结合、培养当地卫生人力资源、群众卫生运动等。

一、党和政府高度重视

新中国成立后，刚刚结束百年战乱的中华民族百废待兴，党和政府在重视恢复发展经济的同时，也十分重视人民卫生保健事业的恢复和发展，人民的健康权利被列入新中国的宪法。为了保障人民的健康权利，党和政府分别于1950年、1952年、1953年召开了三次全国卫生会议，制定了“面向工农兵，预防为主，团结中西医，卫生工作与群众运动相结合”的卫生工作方针，为卫生工作提供了正确的指导原则。党和国家领导人还多次就卫生工作做出批示，毛泽东主席在《中共中央关于加强卫生防疫和医疗工作的指示》中指出:“中央认为各级党委对于卫生、防疫和一般医疗工作的缺乏注意是党的工作中的一项重大缺点，必须加以改正。今后必须把卫生、防疫和一般医疗工作看作一项重大的政治任务，极力发展这项工作。”1952年，毛泽东主席发出“动员起来、讲究卫生、减少疾病、提高健康水平、粉碎敌人的细菌战争”的号召，在全国范围内发动群众，开展以“除四害讲卫生”为中心的爱国卫生运动。1960年，针对当时部分党政领导对卫生工作松懈的状况，毛泽东在中共中央起草的党内指示信中说：“中央现在提醒同志们，要重视这个问题，要把过去两年放松了的爱国卫生运动重新发动起来。”（毛泽东和周恩来，2003）

二、面 向 工 农

“面向工农”就是卫生工作要为最需要卫生服务的广大人民群众服务，它是新中国成立后确立的四大卫生工作方针之一，也是我国人民卫生事业根本性质的体现。新中国成立后，受西方现代医学发展模式的影响，我国的现代医学人才大多集中在城市。1965年，我国有140多万卫生技术人员，高级医务人员80%在城市，其中70%在大城市，20%在县城，只有10%在农村。农村获得的医疗经费只占25%，城市则占去了75%（钱信忠，1965）。对此，毛泽东主席提出严厉批评：“卫生部的工作只给全国人口的15%工作，而且这15%中主要是老爷，广大农民得不到医疗，一无医，二无药。卫生部不是人民的卫生部，改成城市卫生部或老爷卫生部，或城市老爷卫生部好了。”并指示“大量的人力和物力应该放在群众最需要解决的问题上去。”（张自宽，2006）于是，从1965年起，省、专区和县以下的医务人员开始大批向农村流动，农村卫生事业的基本建设、医疗卫生队伍、医疗卫生保健制度等都得到迅速发展，“农村合作医疗制度在很短的时间内基本实现了普及。到20世纪70年代，90%以上的农村建立起了合作医疗制度，做到村村有卫生室，社社（公社）有卫生院，小病不出村，大病及时治。卫生防预工作也大见成效，多种危害人民健康和生命的传染病、流行病得到控制和消灭，农村人口的健康状况有了根本好转，平均寿命由新中国成立前的34岁，提高到68岁；婴儿死亡率也由200‰下降到21.7‰。”（李秀英，1993）

三、中西医结合

在现代化的进程中，代表现代文化、作为科学的西医与代表传统文化的非科学的民族医学之争，是发展中国家在发展卫生保健事业过程中面临的普遍问题之一。在新中国成立后，党和政府根据革命时期“用中西医两法治疗”的经验确立了发展中医、中西医结合的基本政策。1950年8月，第一届全国卫生工作会议召开，并把“团结中西医”作为卫生工作的三大方针之一。毛泽东主席还为会议题词：“团结新老中西各部分医药卫生工作人员，组成巩固的统一战线，为开展伟大的人民卫生工作而奋斗！”（张文康，1993）1954年，针对卫生部门轻视甚至遏制中医的错误思想和做法，周恩来在《政府工作报告》中指出：“我们有几十万中医，散布在广大的农村和城市，各级卫生部门应当认真地团结、教育和使用他们，并且同他们合作，来把中医药中有用的知识和经验加以整理和发扬。”同年 10 月 20 日，《人民日报》发表的《贯彻对待中医的正确政策》社论中，又进一步指出：“中国共产党和人民政府向来是重视自己祖国的文化遗产的，党和人民政府对中医的政策向来是明确的。党一贯号召中西医团结合作，在提高现代医学和医疗水平，更好地为人民服务的总目标下，发挥更大的作用。”此后，在党和政府的高度重视下，中西医结合走上快速发展道路，取得了巨大的成就。在社区卫生保健领域，中西医结合的代表性成就是为缺医少药的广大农村培养了大批赤脚医生。扎根农村的赤脚医生运用简单易学而又实用的中西医技术和药品，为工农群众提供基本的卫生保健服务，成为基层卫生保健的中坚力量。

四、预 防 为 主

基本预防思想在我国有悠久的历史，产生在战国时期（公元前 305~公元前 240 年）的经典著作《黄帝内经》中就曾说：“圣人不治已病治未病，不治已乱治未乱。夫病已成而后药之，乱已成而后治之，譬犹渴而穿井，斗而铸兵，不亦晚乎。”新中国成立后，党和政府根据解放军卫生工作的历史经验，把预防为主作为卫生工作的基本方针。在党和各级政府的领导下，建立中央防疫队和广泛的基层卫生组织，对当时流行的流行病和传染病进行预防接种，并开展大规模的宣传教育活动。全国性的群众预防运动一浪接着一浪。以消灭传播疾病的老鼠、臭虫、苍蝇、蚊子为主要工作的“除四害”运动遍布全国。随着运动的开展，苍蝇、蚊子、老鼠和臭虫大大减少，血吸虫病的防治工作也取得重大进展。粪便、垃圾、污水的管理，特别是做好人畜粪便的管理和利用也是预防工作的重点内容。到 1959 年，以除四害、讲卫生、消灭主要疾病为中心的爱国卫生运动取得了巨大的成就。天花、鼠疫、霍乱等烈性传染病基本绝迹，血吸虫病、丝虫病、钩虫病、疟疾等几种严重危害人民健康的疾病，也得到了有效的防治（李德全，1960）。在工厂、矿区，预防工作致力于改善劳动条件、作业环境，全国大部分矿山和有粉尘的工厂，都尽最大努力把粉尘浓度降低到国家规定的标准以下，大幅度降低了职业病的发病率。

五、卫生工作和生产相结合

卫生工作和生产相结合的工作方法虽然不是卫生工作的基本方针，但两者的结合则无疑起到了相互促进、事半功倍的效果。1959 年 12 月 16 日，卫生部党组上报中共中央文教小组并转中共中央的《关于全国卫生工作山西稷山县现场会议的报告》中指出，这次会议解决了三个方面的问题，一是进一步明确了卫生工作必须从生产出发，配合生产，为生产服务的思想；二是大力做好人民公社的卫生工作，继续开展广泛深入的除害灭病运动：三是积极发展农村卫生组织和卫生队伍（肖爱树，2005）。1960 年毛泽东在《爱国卫生运动重新发动起来》一文中再次强调："把卫生工作看作孤立的一项工作是不对的。卫生工作之所以重要，是因为有利于生产，有利于工作，有利于学习，有利于改造我国人民低弱的体质，使身体康强，环境清洁，与生产大跃进，文化和技术大革命，相互结合起来。"（毛泽东，1999）把卫生工作和生产相结合的典型经验是粪便泥封、堆肥发酵的无害化处理。"各省、市因地制宜采用的泥封堆粪法、密闭储存法、沉淀腐化法、药物处理法和人工加温法等，不但可以杀灭人畜粪便中的病菌和寄生虫卵，以及与人畜粪便掺和在一起用作肥料的垃圾、作物秸秆、杂草和落叶中的大量害虫，减少蚊、蝇滋生地，还可以大大提高肥分，更利于作物吸收，并可以使土壤疏松、增加团粒、提高保温保肥能力（肖爱树，2005）。此外，把消灭钉螺、预防血吸虫病与兴修农田水利、发展生产结合起来，把消灭老鼠与保护粮食生产，草原的牧草生产结合起来也都是当时的成功经验（何基澧，1959）。

六、培养当地卫生人力资源

20 世纪 60 年代，我国只有 140 万卫生技术人员，其中只有 10%的卫生技术人员在农村，农村处于严重的缺医少药状态（钱信忠，1965）。为此，毛泽东主席发出"把医疗卫生工作的重点放到农村去"的指示。1966 年，全国范围内开始进行大规模的赤脚医生培训。培训的方式是每村选送一到两名"根正苗红"的青年农民，农闲时集中学习卫生知识，农忙时回队务农，同时边干边学；培训的内容主要是一些常见病的治疗、简单外伤包扎等基本医疗技能以及计划免疫、防疫等基本卫生知识。赤脚医生的工作任务以基本医疗、计划免疫、健康教育等为主。此外还从事诸如采、种、制中草药方面的工作以及参加爱国卫生运动等。历时数年的赤脚医生培训，使赤脚医生队伍在 20 世纪 70 年代发展到鼎盛时期，最多时全国有"赤脚医生"150 多万人。到 1980 年，全国有"赤脚医生"的生产大队已有 65 万多个，占全国生产大队总数的 93.7%。由于赤脚医生大多接受中西医的简单实用技术培训，治疗费用不高，又是本乡本土人，因此深得农民们的喜爱，赤脚医生队伍成为农村开展医疗卫生工作的重要力量，成为早期合作医疗制度运行的基础。

七、群众卫生运动

在卫生工作中贯彻群众路线是我党的一贯做法。早在 1944 年，毛泽东就指出:

减少人民疾病死亡的基本方针就是预防，就是开展群众性的卫生运动。新中国成立后，在全国第二届卫生会议上，按照周恩来总理的指示，在卫生工作三原则（面向工农、预防为主、团结中西医）的基础上增加了“卫生工作与群众运动相结合”原则。在党和政府的号召组织下，我国在 20 世纪 50~70 年代，几乎每年都要开展数次“除四害，讲卫生，消灭疾病”的群众性卫生运动，每次都能取得惊人的成果。例如，在 1952 年的爱国卫生运动中，据不完全统计，仅浙江省和北京、天津、沈阳、抚顺、鞍山、本溪、南京、济南、青岛等市即灭蝇两吨半，灭孑孓一吨多。在清除垃圾、污水，整理水源，修建公共厕所方面，山东、河北两省到 1952 年 6 月中旬已清除垃圾 1 807 000 余吨。南京三区的居民清除了从太平天国时期积存下来的垃圾。沈阳市在 3~4 月共疏通污水沟 748 公里。重庆市到 6 月底已修理水沟 670 公里。松江等 27 个市、县在 3、4 月修理和增建了 135 000 多个厕所。吉林、黑龙江、辽宁等地农村的大部分水井都加了盖。天津市 5 月底填平或消毒污水坑的面积达 4000 亩，堵塞鼠洞、树洞 42 万多个（冯鲁仁，1952）。到 20 世纪 50 年代末，天花、鼠疫、霍乱等烈性传染病基本绝迹，血吸虫病、丝虫病、钩虫病、疟疾等几种严重危害人民健康的疾病，也得到了有效的防治。

尽管由于群众性卫生运动强调各级组织一把手亲自抓、全民动员、人人动手，出现一哄而起、强迫命令的形式主义，但声势浩大的社会动员和社会组织产生了极大的社会影响，普及了卫生宣传。一年几次搞群众性卫生运动，大大地改变了城乡卫生面貌，改善了人民卫生习惯，发挥了“移风易俗，改造国家”的积极作用。

概言之，这一时期我国社区卫生工作所具有主要特征与综合性初级卫生保健所倡导的公平、跨部门合作、社区参与、使用适宜技术、培养和利用当地卫生资源等高度一致。由于路线正确、方法得当，我国在这一时期取得了举世瞩目的卫生保健成就。虽然经历了在 1961~1963 年的饥荒和 1966 ~1976 年的“文化大革命”，但在 1980 年以前国人的期望寿命已经远高于其他低收入国家的水平。也正因为如此，以赤脚医生制度为代表的我国社区卫生服务被世界卫生组织视为初级卫生保健战略的经验基础和灵感的来源。

第二节　选择性社区卫生服务发展阶段及其主要特征

从 20 世纪 80 年代初至今是我国社区卫生服务发展的第二阶段，此阶段还可以进一步细分为两个阶段，即 20 世纪 80 年代初至 90 年代中期，这个时期为社区卫生服务组织走向衰落的时期；20 世纪 90 年代中期至今，为社区卫生服务重建时期。但是，无论是社区卫生服务组织走向衰落时期还是重建时期，这个阶段的社区卫生服务发展则具有明显的选择性初级卫生保健特征。具体来说，这个时期的社区卫生服务具有下列主要特征：政府责任弱化和虚置、社区卫生服务医疗化、社区公共卫生服务技术化、社区卫生服务碎片化。

一、政府责任弱化和虚置

1979 年 12 月份召开的十一届三中全会做出全党工作重心转移到社会现代化建设上来的战略决策。我国自此开始了经济体制从计划经济向市场经济体制转轨的历程，经济建设逐步上升为党和政府工作的中心，政府逐步从卫生保健领域退出，社区卫生服务从过去的基本免费走向全面收费。从卫生支出结构的变化看，1980 年个人的卫生支出仅占卫生总费用的 20%左右。到 2001 年，个人的卫生支出占卫生总费用的比例已经超过 60%（世界卫生组织，2008）。由于个人负担比例过高，因病返贫、因病致贫、无钱就医现象不断增加，“看病难、看病贵”逐步成为严重地影响社会稳定、经济发展的社会问题。根据中国社科院 2006 年 3~7 月在全国 28 个省市访问 7000 多户居民所做的调查，“看病难、看病贵”跃升为排在第一位的社会问题。直到 2003 年 SARS 暴发后，政府开始积极增加卫生投入，才使这一趋势逐渐得以扭转（汝信，2006）。从组织的层面看，“基层政府官员和群众感到再没有像 20 世纪 80 年代那样受到重视，政府没有专项投入，在基层也没有系统地开展实施活动，一度存在并发挥重要作用的政府初级卫生保健委员会及其办公室、卫生行政部门内的初保管理部门已被淡化甚至已撤销，部分地区的地方政府取消了初级卫生保健的工作内容。”（刘运国，2007）

二、社区卫生服务医疗化

20 世纪 80 年代初至 90 年代中期，这个时期为社区卫生服务组织走向衰落的时期，而最先衰落的是社区卫生服务内容中的健康教育、预防保健、康复等非医疗服务，原因是这些领域的政府支出最先被裁撤。20 世纪 90 年代中期社区卫生服务进入重建时期，虽然，在重建社区卫生服务的纲领性文献中，社区卫生服务的任务被定义为：“以解决社区主要卫生问题、满足基本卫生服务需求为目的，融预防、医疗、保健、康复、健康教育、计划生育技术服务等为一体的，有效、经济、方便、综合、连续的基层卫生服务”。但在实践中，由于政府投入不足，社区卫生服务机构为了生存逐步把工作重心转移到治疗方面。除计划生育技术服务外，其他功能全面弱化甚至虚置。随着社区卫生服务内容逐步聚焦于疾病的治疗。社区卫生服务的运行方式也愈加医疗化，按时上班、按时下班、坐堂候诊。社区卫生服务实际上类似于医院在社区的门诊部，事实上，绝大多数社区卫生服务机构也都想方设法使自己不仅在运行方式上类似于医院的门诊部，而且在实质上和医院建立门诊部关系。社区卫生服务成了送医疗到社区的服务。社区卫生服务机构为了缩小和医院在技术设备方面的差距以便能够多争取一些患者，社区卫生服务机构努力购进更好的技术设备，极力向社区居民宣传推介，完全背离了初级卫生保健所倡导的“使用适宜技术”的原则（周业勤和曹明倩，2009）。

三、社区公共卫生服务技术化

20 世纪 70 年代末，中国农村开始了以土地承包为核心的经济体制改革，在短短的几年间，中国农村经济取得了辉煌的成就，农产品长期供给短缺的局面基本得到扭转。农村经济体制改革的成功为城市经济体制改革的启动提供了“推”和“拉”的双重动力。“拉”是指农村经济改革成功所产生的示范效应，而“推”则是指农村经济改革成功造成的富余劳动力和农产品急需进城的压力。在农村经济改革的“推拉”之下，城市经济体制改革于 1982 年开始启动，在历经了“计划经济为主，市场调节为辅”，到“计划与市场内在统一”的社会主义有计划商品经济体制的探索后，1992 年中共十四大最终确立了“社会主义市场经济体制”。10 余年的改革，中国经济体制比较顺利地实现了市场化转轨，中国经济取得了举世瞩目的成就。与经济体制转轨相伴随的是社会整合结构的巨大变迁。在经济体制转轨前，我国的国家与社会处于行政一统的国家主义情形，国家通过“人民公社制”和“单位制”分别实现了对农村社会和城市社会的行政整合，这种行政一统的社会整合方式也是过去大规模群众卫生运动得以组织实施的重要条件。经济体制转轨后，农村的“人民公社制”和城市的“单位制”逐步解体，社会在一定程度上摆脱了国家的直接行政控制，原本依托国家行政力量开展群众性公共卫生运动的公共卫生部门失去了依托，群众性公共卫生运动难以发动和组织，加之生物制药技术快速发展，用于公共卫生防疫的疫苗、药物在社会负担能力范围内相对普及，于是乎公共卫生服务开始逐步放弃群众性公共卫生运动手段转而投向生物技术手段。随着实施公共卫生服务手段的改变，公共卫生服务的组织方式也发生了技术化的转变。公共卫生服务的提供者和服务的接收者之间不再像过去那样是共同参与者，而是转化成技术性的服务供给者和服务接受者。

四、社区卫生服务碎片化

在 20 世纪 80 年代以前，由于社会结构的高度行政化以及卫生事业的高度政治化，通常是各级党政领导一把手亲自抓卫生保健工作，因此能够很好地整合辖区内的卫生服务资源，统筹规划卫生保健行动，把卫生保健与爱国卫生运动、经济生产、卫生教育等有机地整合起来，相互促进，实现协同发展。改革开放后，党和政府工作重心转移到经济建设上，卫生保健工作不再被视为具有全局性意义的工作。在所谓的政府管理科学化思想的驱使下，政府部门之间的管理职能分化不断地趋向于具体而又僵化，加上部门间利益作祟，部门间协作难度不断加大甚至出现为利益而相互冲突的情况。在社区层面，社区医疗服务、社区公共卫生服务、社区健康教育与健康促进服务都被明确地分配到相应的组织机构乃至机构内的具体部门、具体人。如果再把视界扩大一些，社区卫生服务、社区公共卫生与社区教育组织、社区社会工作组织、社区建设组织、社区环保组织等社区组织之间也同样呈各自独立运行、缺少相互协作意识和行动的状况，但它们所提供的服务或所做的工作却又都与社区健康的改善有密切关系，在功能上有相似或相同性。由于不同部门、组织之间的与健康相关的工作缺少整体规划、缺少合力，致使各个部门、组织的工作都难以实现效果的最佳化、更难以持久，社区卫生服务工作的碎片化结果必然是事倍功半。

概言之，自 20 世纪 80 年代起，我国的社区卫生服务开始放弃社会行动手段，转而走向利用纯生物医学手段来解决社区卫生问题综合性。这个转变过程无论是在时间上还是在内容上，都与国际初级卫生保健从综合性初级卫生保健向选择性初级卫生保健的倒退都高度一致，因此可以定性为选择性初级卫生保健阶段。

第三节　我国当代社区卫生服务面临的根本问题

经过近 15 年的政府强力重建，目前我国社区卫生服务网点建设已经基本完成。但是，政策预设的社区卫生服务网应该发挥的多重功能至今大多数未能得到正常发挥，部分社区卫生服务组织甚至刚刚建成就陷入生存困境。社区卫生服务面临多重问题，如社区卫生系统筹资问题、社区卫生人员的整体素质问题、社区卫生服务方式问题等。而这些问题都只是表象问题，其根本问题在于社区卫生服务功能定位的政策性偏差，以及由于政策性偏差而引发的发展路径错误（邹厚东等，2010）。

一、社区卫生服务功能定位的政策性偏差

在 1999 年十部委印发的 《关于发展城市社区卫生服务的若干意见》的通知中，我国的社区卫生服务被定义为“社区卫生服务是社区建设的重要组成部分，是在政府领导、社区参与、上级卫生机构指导下，以基层卫生机构为主体，全科医师为骨干，合理使用社区资源和适宜技术，以人的健康为中心、家庭为单位、社区为范围、需求为导向，以妇女、儿童、老人、慢性病患者、残疾人等为重点，

以解决社区卫生问题、满足基本卫生服务需求为目的，融预防、医疗、保健、康复、健康教育、计划生育等为一体的、有效、经济、方便、综合连续的基层卫生服务。”应该说，这个定义把社区卫生服务纳入社区建设范畴，视野十分开阔，对社区卫生服务的功能定位也非常接近于世界卫生组织倡导的综合性初级卫生保健概念。然而令人遗憾的是，对社区卫生服务的综合性阐释并没有能够在实践中得到真正落实，一般常见病、多发病的基本医疗服务被理解为社区卫生服务的首要任务，其他功能则近乎被遗忘。更为糟糕的是，这种实践中的错误行为竟然被上升到政策层面。在2006年《国务院关于发展城市社区卫生服务的指导意见》中，放弃了“社区卫生服务是社区建设的重要组成部分”的提法，转而提出“社区卫生服务是城市卫生工作的重要组成部分”。这种提法当然没有错，但如果不同时强调社区卫生服务也是社区建设的重要组成部分，就等于从政策上把社区卫生服务从社区建设中剥离出来，这与世界卫生组织倡导的基于社区发展的初级卫生保健理念完全相悖。此外，2006年的《国务院关于发展城市社区卫生服务的指导意见》还明确“将发展社区卫生服务作为深化城市医疗卫生体制改革、有效解决城市居民看病难、看病贵问题的重要举措”。这就在政策上把“社区卫生服务”狭隘地等同于“社区医疗服务”，社区卫生服务组织的数量、人员数量、诊疗人次成为衡量社区卫生服务发展的最主要指标。然而，社区卫生服务的医疗化恰恰是世界卫生组织所反对的，“初级保健为疾病预防和健康教育以及疾病的早期发现提供了机会——而低收入国家的初级保健仅仅治疗常见疾病，这是不能接受的”（世界卫生组织，2008）。因为从功能的角度看，一个完备的卫生保健体系应该包括预防体系（现在国外把“预防体系”进一步细化为“健康促进体系”和“疾病预防体系”）、治疗体系和康复体系，其中预防体系和康复体系的主体都属于社区卫生服务体系。一旦社区卫生服务医疗化，那么该国家的卫生保健体系在功能上就变得残缺不全了，这种畸形的卫生保健体系不仅无益于国民健康水平的提高，而且会大幅度地增加社会的健康支出。

如果我们承认社区卫生服务功能的政策定位与社区卫生服务研究之间不无关系的话，那么社区卫生服务功能定位的错误就自然而然地把我们对社区卫生服务政策的审视引向当前社区卫生服务的研究领域。我国当前社区卫生服务研究领域的自我封闭、盲目排外与社区卫生服务功能定位错误之间无疑存在着不可分割的关系。首先，我国的社区卫生服务理论研究至今仍立足于生物医学模式，这种狭隘的健康视角是导致社区卫生服务医疗化的理论根源。生物-心理-社会医学模式理论早在20世纪就已经引入我国的人文医学界，但主导社区卫生服务理论和实践的却是生物医学共同体，他们坚信技术才是硬道理，生物-心理-社会医学的健康观无论是在政策研究中还是在实践中都被当作了摆设。其次，我国当前社区卫生服务理论研究的主导群体不仅排斥历史而且排斥国际同行。排斥历史是指在当前的社区卫生服务理论研究的主导声音中，几乎没有人去认真回顾我国20世纪六七十年代被世界卫生组织视为国际典范的社区卫生服务历史，即使有人偶尔提及，也会以现在的社会管理体制不同于那个时代为由而拒绝那个时代的成功经验，更不可能有人去回顾20世纪30年代的“乡村建设运动”了。排斥国际同行则表现为对世界卫生组织倡导重振综合性初级卫生保健的努力的漠视。2008年世界卫生组织以《初级卫生保健：过去重要、现在更重要》为题发布年度世界卫生报告，该报告明确地指出一些国家在发展初级卫生保健过程中所犯的错误，其中也明确提到我国存在的问题。但我国社区卫生服务研究的权威们对此置若罔闻，除了在世界卫生组织的网站上能看到该报告外，在我国的社区卫生服务研究文献中几乎没有人提及如此重要的文献。最后，我国的社区卫生服务理论研究领域排斥社区建设研究的理论成果。我国的社区建设早在20世纪90年代初就已开始，社区研究横跨社会学、社会保障学、社会工作学等多个领域，积累了大量的研究成果。我国的社区卫生服务重建则开始于20世纪90年代末，但到现在为止，有关社区建设的研究成果丝毫不为我国社区卫生服务研究领域接受。以“社区”这个最基本概念为例，在社区卫生服务领域至今还被认为是一个地域范围概念或人口数量概念——社区要么指一定的地域范围要么指一定数量的人口。但是，在社区卫生服务领域外，社区的本质内涵则被公认是指人与人之间的互帮互助、相互支持、相互肯定的互动关系。

二、社区卫生服务医疗化的危害

（一）社区卫生服务的医疗化首先是给社区卫生服务机构造成生存危机

本来，社区卫生服务组织可以利用置身于社区的便利条件，主动深入社区、融入社区，在居民之中开展健康教育、疾病预防、环境卫生以及广泛的社区建设行动等多方面力所能及的工作。通过这些工作拉近和居民的距离，建立相互了解，从而获得居民的信任并在此基础上开展常见病的基本医疗服务工作。然而，我国的社区卫生服务建设从一开始就把常见病的基本医疗放在第一位，认为社区首先应该承担起“小病不出社区”的任务。然而，社区卫生服务机构的简便医疗设备、设施，社区卫生服务人员的医疗水平都和上级医疗机构无法可比。在社区居民对社区卫生服务人员缺乏了解和信任的条件下，再加上“大病”和“小病”之间并无绝对疆界，社区居民们不到万不得已根本不会首先选择社区卫生服务机构看病。而大医院在利益的驱动下，一方面假惺惺地叫喊“亚历山大”，一方面却用门诊量、住院量等指标作为衡量自己发展水平的根本标准。让社区卫生服务机构与上级医疗机构争夺患者，这无疑会让社区卫生服务机构陷入难堪的境地，现在，一些地方的社区卫生服务机构因缺少病员而濒临倒闭就是明证。迫不得已，社区卫生服务机构只好把傍上一个上级医院当作谋取自身存在和发展的主要方式，把社区卫生服务机构建设成为医院的门诊部成为不少社区卫生服务机构的理想目标。

（二）社区卫生服务医疗化还是看病难、看病贵最根本的原因

我国目前无论是学界、政界还是社会大众都把看病难、看病贵的根本原因归结为政府投入不足，其主要理由是：政府投入不足导致卫生系统资源短缺和患者个人负担加重。患者个人负担加重是看病贵的根本原因，而卫生系统的资源短缺导致其服务能力不足并进而引发看病难。所以政府投入不足也是看病难的根本原因。因此，医疗卫生体制改革的目标被定为强化政府责任和投入，建立覆盖城乡居民的基本医疗卫生制度。然而，如果我们认真反思我国从看病难到目前的看病难加看病贵的演变历程，我们就会发现把看病难、看病贵的根本原因归结为政府投入不足并不准确、也可以直接说是错误的。因为尽管在过去一个时期内政府对卫生保健投入不足，但卫生系统的卫生资源总量和诊疗服务能力还是一直在增加的。1995 年我国每千人口卫生技术人员数为 3.59（《1995 年中国卫生统计提要》），到 2010 年，每千人口卫生技术人员数已经提高到 4.37（《2011 年中国卫生统计提要》）。1993 年每千人口医院病床数为 2.4（《2001 年中国卫生统计提要》，卫生部网站）。到 2010 年每千人口医院病床数则增加到 3.56（《2011 年中国卫生统计提要》）。从诊疗服务量看，1995 年为 21.90 亿人次（《2008 年中国卫生统计提要》），2005 年为 40.97 亿人次，到 2011 年增加到 62.71 亿人次（《2012 年中国卫生统计提要》）。然而，卫生资源总量和诊疗服务能力的提升不但没有能够解决看病难的问题，反而又增加了看病贵的问题。至于说个人看病负担比例过大，导致老百姓觉得看病贵的根本原因之说法，虽然有一定道理，但是通过提高国家负担比例去降低个人负担比例的提议却难逃慷国家之慨、为医疗机构谋取私利的嫌疑。难道说个人承担的看病支出是负担，国家承担的看病支出就不是负担？一些所谓的经济学者不但不对卫生总费用的增加感到痛心反而十分乐见卫生总费用的增加，并美其名曰健康产业的快速发展。一些卫生行政官员也乐于用卫生资源总量、卫生总费用等指标来标榜卫生事业的发展。其实恰恰应该是相反，卫生总费用、卫生资源总量等增加应该是卫生事业失败的标志而不是成功的标志。把卫生工作的中心放在治疗上，“却忽略了初级预防及健康教育可能预防高达 70%的疾病负担”（世界卫生组织，2008）这不是花冤枉钱，不是失败还能是什么呢？相反，如果不是把社区卫生服务的功能定位聚焦于治疗常见病而是健康促进和初级预防，通过若

干年的努力而不是仅仅盯着眼前的看病难、看病贵，把国民的健康素质提升上去、把国民的发病率降下来。那么，看病难、看病贵的问题、疾病给个人、家庭、政府造成的沉重负担问题则都可以迎刃而解，这不仅有我们自己的20世纪70年代的经验证明，而且也有世界其他许多国家的经验证明。

（三）社区卫生服务医疗化无力应对当代复杂的社区健康问题

自改革开放以来，我国社会步入整体的快速大变迁时期，经济、社会、人口、文化等等快速变迁给我国当代社会的健康问题造成了前所未有的复杂局面。可以说是旧病未除，又添新病。具体来说，我国社会健康问题的复杂性至少表现为以下方面。

（1）慢性病的高发。2005年10月5日世界卫生组织发表了一个题为《预防慢性病：一项至关重要的投资》的全球性报告。报告指出，慢性病是目前世界上最首要的死亡原因，由慢性病造成的死亡约占所有死亡的60%。所有慢性病死亡的80%发生在低收入和中等收入国家。报告估计我国从2005年到2015年累计将因慢性病而损失5580亿美元。（世界卫生组织，2008）据我国自己的统计，居民慢性病患病率（按人数计算）在2003年是123.3‰，到2008年则上升到157.4‰（2012年中国卫生统计提要）。

（2）老年病的高发。国际上关于人口老龄化通行的标准有两个：一个是65岁以上老年人口在总人口中所占的比重超过7%以上；另一个是60岁以上老年人口占总人口的10%以上。我国在2006年60岁及65岁以上老年人口分别占总人口的11.3% 和7.9%，（中华人民共和国国家统计局，2007）统计数据表明我国在2006年之前就已经进入老龄化社会，与老龄化社会相伴随的则是老年病的高发。

（3）精神疾病的高发。改革开放以来，我国社会的整体快速大变迁给个体造成了极大的精神压力，精神疾病的发病率不断攀升。由于没有官方最新数据，我们只能从中华人民共和国民政部发布的“中国精神卫生工作规划（2002－2010）”中推测，早在2002年之前，“我国目前精神疾病患者约有1600万人，还有约600万癫痫患者。神经精神疾病在我国疾病总负担中排名首位，约占疾病总负担的20%。此外，受到情绪障碍和行为问题困扰的17岁以下儿童和青少年约3000万，妇女、老年人、受灾群体等人群特有的各类精神和行为问题，也都不容忽视。国内外研究都提示，心理与行为问题增长的趋势还将继续。根据世界卫生组织推算，中国神经精神疾病负担到2020年将上升至疾病总负担的四分之一。”（中华人民共和国民政部，2013）

从致病因角度看，上述各类疾病主要与个体的心理状况、生活方式、家庭结构、生活工作、社会网络等多种非生物因素有关。药物治疗对这些疾病所起到的作用主要是控制病征作用而非治疗作用，对这些疾病的患者而言药物控制虽然不可缺少，但更重要的还是关怀照顾，帮助他们接受健康的生活方式，改善他们和社会环境的关系、培养乐观、豁达、积极的精神状态，从而改善其生理健康状况。从预防角度看，这些疾病更是无药可防，唯一能做的就是通过健康教育、个体干预和社区环境乃至社会环境干预以增进个体和环境、个体的身体和精神的和谐，从而减少疾病的发生。用老祖宗的话来说那就是“治未病”。因此，定位于常见病治疗的社区卫生服务在面对这些常见病时将仍然是无能为力的。

（4）社区卫生服务的医疗化致使社区卫生服务与社区分离。

在社区建设领域，“社区”概念虽然常常包含地理范围的含义，但社区的本质却是指居民、群体和组织为了维护和促进由于共处一地而形成的共同利益而发起的集体行动过程。在社区行动中，参与者之间是建立在平等协商基础上的合作伙伴关系（Wilkinson，1972）。所以，在社区卫生服务中，“社区”不再仅仅是卫生服务的场所、对象或组织单元，而是建构卫生服务的理论基础和实施卫生服务的组织原则（徐丽敏，2003），社区居民、群体和组织不再仅仅是社区卫生服务的接受者，他们同时还是社区卫生服务活动的重要参与者，是开展社区卫生服务所需各种资源的重要来源。社区卫生服务的实质是“充分利用社区资源提供卫生服务”。按照世界卫生组织的建议，社区卫生服务应该围绕社区健康需求开展，社区应该参与服务的计划、提供和评价等全过程（Dong，2001）。

作为我国社区卫生服务建设的纲领性文献，1999 年十部委印发的《关于发展城市社区卫生服务的若干意见》对社区卫生服务的阐述融预防、医疗、保健、康复、健康教育、计划生育等为一体，并肯定社区卫生服务是社区建设的重要组成部分。但是，在后来的政策及实践中社区卫生服务被医疗化，医疗化的社区卫生服务把服务内容缩减为医疗服务，致使社区卫生服务与社区分离，两者之间没有形成有机的、相互整合的真正意义上的整体与部分的关系。

现代医疗服务的基本特征是专业技术性，也就是说，现代医疗服务提供者的资格以及医疗服务过程中使用的知识、方法、工具、程序等都是由特定的法律、制度规定的，具有严格的排他性。因此，社区卫生服务的医疗化自然就排除了社区参与在制度上的合法和合理性，社区内的其他组织、群体或居民个人只能接受社区卫生服务而不能参与社区卫生服务的生产和提供。这样，“社区”就成了一个地域概念、一个服务场所、一个服务对象。社区卫生服务虽然发生在社区的地理边界内，但是社区卫生服务机构和社区之间不过是服务提供与接受服务的关系，其实质不过是“送医到居民区”（周业勤和曹明倩，2009）。世界卫生组织（世界卫生组织，2008）对这种单向的服务输送关系持明确的反对态度，“初级保健有利于改革目前的医患关系，患者可以参与自身健康及卫生保健的决策；初级保健将个人卫生保健与家庭和社区联系在一起——而低收入国家的初级保健仅限于对优先健康问题进行干预的单向服务模式，这是不能接受的”。之所以不能接受，是因为影响社区健康的因素绝不仅仅是生物学方面的，它还包括自然环境、社会环境、生活方式、心理、行为等因素众多因素，离开社区的积极充分参与，仅靠社区卫生服务机构的力量是根本不能满足维护和促进社区健康的需要的。

第四节　社区卫生服务改革的方向和重点工作领域

社区卫生服务面临的严重问题是推动其改革的动力，但向什么方向改革则取决于能否准确地找到致使社区卫生服务陷入困境的真正原因。如果我们还继续坚持“将发展社区卫生服务作为深化城市医疗卫生体制改革、有效解决城市居民看病难、看病贵问题的重要举措”（国务院关于发展城市社区卫生服务的指导意见，2006）的话，那么社区卫生服务发展的结果就只能是建设越来越多的社区医院而不是社区卫生服务，规模不断扩大的医疗系统带给社会的好处将不足以抵消它给社会造成的害处。经过多年的建设，我国社区卫生服务网点已经基本建成，但社区卫生服务的综合服务功能至今还未能提上日程，一直重点强化的医疗服务功能在与上级医疗机构的竞争中处于风雨飘摇之中，社区卫生服务已经到了发起改革、扭转方向的最佳时期。响应世界卫生组织的号召，重振初级卫生保健，把我国的社区卫生服务改造成重振初级卫生保健的中坚力量。为此，我们的改革需要在下述主要方面展开。

一、重振初级卫生保健理论研究

理论是实践的先导，没有理论的指导，实践就只能在黑暗中摸索，在错误的理论引导下实践就只能走向错误。为了避免南辕北辙之痛苦，社区卫生服务改革应该理论研究先行。在理论研究方面，总目标是开展综合性初级卫生保健的研究和宣传工作。具体可以从两个方面着手：一是在挖掘我国自己的历史经验，如我国 20 世纪 30 年代的乡村建设运动，六七十年代的赤脚医生运动。这两次运动虽然发生在不同时代，具有不同的政治背景，但都具有把卫生发展和社区发展相结合的共同特征。同时放眼世界，学习国际初级卫生保健的历史经验和教训，努力使国际综合性初级卫生保健的理念、方法、技术、特别是当代的经验成果及时准确地介绍引进到我国，并且落实到社区卫生服务实践中。二是要虚心学习与社区发展相关的其他学科的理论、方法和经验，特别是非常成熟的社区和社区发展的理论成果、拓宽自己的视野，提高自己的理论分析能力。社区卫生服务不仅仅是一门生物医学技术、而且还是社区动员、社区组织、社区发展的社会技术，社区卫生服务本身就是社区发展的一个重要部分，社区卫生服务与社区发展的相互融合、相互促进是社区卫生服务发展的基本路径。没有社区的发展，仅仅依靠生物技术的社区卫生服务是不可能真正地、持续地改善社区健康状况的。

二、改革社区卫生服务管理

组织管理是集体行动的基本保证，没有强有力的组织管理，集体行动将因利益冲突而瓦解，因此社区卫生服务改革应该首先设立能够统领改革的组织管理机构，而要统领社区卫生服务向初级卫生保健转变的改革，其前提条件是这个组织要超越现行的卫生系统、实现跨组织合作。这不仅是因为跨部门合作、以初级卫生保健为整个卫生系统的核心是初级卫生保健的基本原则，而且更重要的是因为社区健康包含社区人口的生理、心理、社会、文化等多个方面的内涵，而这众多方面的管理职能分散在社会管理的不同部门，需要各个管理部门共同努力，在各个部门的决策中都贯彻健康理念。要实现跨部门合作，就必须要有超越各个部门的领导组织机制。从现有的国际经验来看，在各级政府中成立健康协调委员会、或通过立法对所有公共政策进行健康影响评估都是实现跨部门合作比较有效的方式。

综合性社区卫生服务的提供最终还是需要依靠社区整体的力量，仅仅依靠社区卫生组织自身既不经济也近乎不可能。为此，改革的重点工作之一就是探索社区卫生服务组织与其他社区组织如社区社会工作组织、社区养老组织、社区教育组织、社区的党团组织、社区内其他各种非政府组织、各种社团或兴趣群体、社区居民个人或家庭等开展合作、充分吸纳它们参与社区卫生保健工作，最终形成人人参与社区保健的社区组织网络和社区文化。建构和运用这种社区组织、群体之间的网络和存在于其中的健康文化，来改变社区成员的健康观、培养社区成员的健康行为，是实现维护好促进社区健康的最有效、最具有可持续性的发展手段。

此外，科学的评价体系是对改革目标的科学界定的分解，是引导具体改革行动的强而有力的管理手段，不当的评价体系也会使工作的方向和重点偏离目标。因此，在改革社区卫生服务理念的基础上必须改革社区卫生服务发展的评价体系，放弃以前的以治疗功能为核心的指导思想，探索对社区的群众性健康促进、疾病预防、心理社会康复等工作的评价体系，推动社区卫生服务人员在这些领域进行探索，并把这些活动的成本逐步纳入卫生保障范围，为这些活动提供必要的经费支持，将是社区卫生服务改革的又一重点工作。

三、培养社区卫生服务人员的社区组织能力

社区卫生服务改革的具体实施、社区卫生服务的组织和提供最终都要由社区卫生服务人员来实施，因此社区卫生服务人员的工作能力是实现社区卫生服务改

革、提升社区卫生服务水平的重要条件之一。综合性初级卫生保健的综合性就在于它突破了生物医学技术路径的局限，把社区动员、社区组织和社区发展技术运用于社区健康保护和健康促进之目标。但是，目前我国从事社区卫生服务的人员，无论是管理人员还是具体从事业务的人员，其接受的教育大多是生物医学相关学科，其工作经验也主要是疾病治疗经验或医院管理经验。他们既缺乏有关社区动员、社区组织和社区发展方面的理论知识，又缺乏相关的工作经验。可以说，工作能力不足是社区卫生服务人员畏惧改革的重要原因之一。因此，要推动社区卫生服务向综合初级卫生保健的改革，需要同步进行社区卫生服务人员的能力培养，为此需要进行两个方面的改革。一方面是改革社区卫生服务人员的继续教育模式。目前的社区卫生服务继续教育模式是以提高医疗技术为主要甚至是全部目的的，这种继续教育模式能够有效提高社区卫生服务人员的疾病治疗技术但无助于提高社区卫生服务人员的社区动员、社区组织和社区发展能力。因此，需要大力拓展现有的社区卫生服务继续教育模式，使之涵盖大量的社区动员、社区组织和社区发展方面的理论知识和实践技能，以提高社区卫生服务人员的社区动员、社区组织和社区发展能力。二是改革现行的全科医学教育模式。我国目前的全科医学教育是为社区卫生服务提供人力资源的最主要渠道。但是，我国目前的全科医学教育模式是以生物医学模式为基础、以常见病、多发病治疗为主要目标设立的，课程体系除国家规定的思想政治理论课外，几乎全部是生物医学课程，这样的课程体系设置无疑与综合性社区卫生服务要求相差甚远。因此，需要对现行的全科医学教育模式进行改革，增加有关社区、社区动员、社区组织、社区发展等社会科学知识方面的课程。在课程改革的基础上，还要改革全科医学的实习模式，增加学生参与社区动员、社区组织和社区发展方面的实习内容，使他们对社区、社区卫生服务具有基本的理论基础和经验认知。这样培养出来的全科医学生才有能力推进社区卫生服务持续地向综合性初级卫生保健转变。

参考文献

冯鲁仁. 1952. 全国人民的爱国卫生运动获得了巨大成绩. 新华月报, (8): 165.

何基澧. 1959. 结合兴修水利开展灭螺运动——农业部何基澧副部长在灭螺电话会议上的讲话. 农田水利, 16.

李德全. 1960. 以移风易俗改造世界的气概开展爱国卫生运动. 新华半月刊, 8: 39.

李秀英. 1993. 坚持毛泽东把医疗卫生工作的重点放到农村去的思想. 山东医科大学学报社会科学版, (3): 59-61.

刘运国. 2007. 初级卫生保健的内涵及其在我国的发展回顾. 中国卫生经济, 26(7): 11-15.

毛泽东, 周恩来. 2003. 关于卫生防疫和医疗工作的文献选载(一九五一年九月——一九七二年九月). 党的文献, (5): 15-27.

毛泽东. 1999. 把爱国卫生运动重新发动起来. 毛泽东文集. 第 8 卷. 北京: 人民出版社: 150.

钱信忠. 1965. 在全国农村医学教育会议厅局长组传达主席指示精神. 1965 年全国农村医学教育会议秘书处印发的会议材料集.

汝信. 2006. 2007 年: 中国社会形势分析与预测. 北京: 社会科学文献出版社: 25.

世界卫生组织. 2008. 初级卫生保健: 过去重要、 现在更重要. X Ⅸ, X Ⅵ , 85.

肖爱树. 2005. 20 世纪 60~ 90 年代爱国卫生运动初探. 当代中国史研究, 12(3): 55-65.

徐丽敏. 2003. 关于我国城市社区卫生服务的几点思考. 社会, 6: 32-34.

张文康. 1993. 贯彻党的中医药政策, 推动中医药发展. 健康报, 10-12.

张自宽. 2006. "六·二六指示" 相关历史情况的回顾与评价. 中国农村卫生事业管理, 26(9): 9-11.

中华人民共和国国家统计局. 2007. 中华人民共和国2006年国民经济和社会发展统计公报.http://www.stats.gov.cn/tjgb/ndtjgb/qgndtjgb/t20070228_402387821.htm.[2007-02-28]

中华人民共和国民政部. 2013. 中国精神卫生工作规划(2002-2010). http://fss.mca.gov.cn/article/jhgh/201303/20130300431207.shtml.[2013-03-20]

周业勤, 曹明倩. 2009. 两个学科视角下的"社区卫生服务". 中国全科医学, 12(2A): 210, 211.

邹厚东, 张鹭鹭, 马玉琴, 等. 2010. 影响社区卫生服务体系发展的关键问题探讨及对策研究. 中国全科医学, (7A): 2078-2080.

Dong Y. 2001.Community health services in China: the experience of Tianjin city. Australian Health Review, 24 (1): 176-182.

Wilkinson KP. 1972. A field-theory perspective for community development research. Rural Sociology, 1: 43.

第五章　治理型社区卫生服务的理论建构

治理型社区卫生服务的理论建构旨在摆脱我国社区卫生服务医疗化造成的困境，其根本特征是以健康促进、疾病预防为工作重点、社区发展为根本途径、社区治理为基本方式提供生活化的健康服务，真正落实世界卫生组织提出的重振初级卫生保健的倡议。

第一节　社区卫生服务的整合机制

一、社区卫生行动的行政整合机制

社区整合是指“社区各部分、各要素之间相互适应与调节，达到一种相互合作与依赖的过程和状态（中国大百科全书出版社编辑部，1991）。从整合的基础角度看，社区整合的基础包括地理整合、文化整合和利益整合三类。地理整合是指社区成员对彼此因共处一个地域而形成的互为环境关系的认同并由此而产生的整合。文化整合是指社区成员基于对彼此的文化认同产生的整合，利益整合则是指社区成员之间基于经济物质利益上的相互依赖而产生的整合。当然，三种整合方式并非截然分开，而是互有重叠，只是各自的主导属性不同而已。无论哪种整合都会具体化为一定程度的制度整合，即基于制度安排而产生的整合。因为整合意味着持续的社会互动，而持续的社会互动必然产生制度性的安排。当然，我们这里所说的制度是指人们在共同的社会生活中形成的、指导人们的社会活动的、稳定的规范体系，它既包括成文的正式制度也包括不成文的非正式制度。从整合产生的方式角度看，社区整合包括自主性整合和被动性整合。自主性整合是指社区成员之间通过自觉自愿的社会互动和平等协商产生的整合，被动性整合是指社区成员在外力推动或强制下产生的整合。当然，这样的理论分类并不意味着现实的“非此即彼”，而只是要突出现实的社区整合的某方面特性。

在计划经济体制时期，我国的社区整合的根本性质是行政强制性整合，尽管这种整合中也包含一定程度的自愿性整合。所谓的行政强制性整合是指依靠自上而下的、制度化的行政权力对社区成员之间的主要互动关系和互动内容进行强制规范的管理方式。这种管理方式得以实现的基础在于行政国家占有近乎全部的社会资源，社区成员为了获得生存和发展所需的社会资源而不得不依赖于国家的行政权力，形成资源性依附关系。具体来说，在农村，国家行政通过人民公社制垄断农村的土地和主要生产工具等关键性生产资料进而实现对农村社区的全面控制。在城市则是通过单位制垄断城市的生产资料进而实现对城市社区（单位社区）的全面控制。在行政整合方式下，要发起某种社区行动只需要按照行政规章发布行政命令就可以了，行政强制力可以确保相关社区成员按照行政命令参加社区行动。因此，在计划经济时期，卫生部门能够利用行政力量发动各种各样的群众性卫生运动，小到个人、家庭、社区的卫生运动，大到全国性的爱国卫生运动。

二、社区行政整合机制的解体

始于20世纪70年代末80年代初的经济体制市场化改革先后消解了农村社区行政整合的基础，致使行政化的社区整合方式趋于解体。始于70年代末的农村家庭联产承包责任制在政府与社会之间划出一条边界，社会从国家的行政管理下分离出来。这里说的“社会”是指在人们的互动关系中，除了纵向的行政管理关系外，还出现了不受政府行政权力控制的、人与人之间的、基于平等自愿原则进行的互动关系。具体来说，家庭联产承包责任制就是在明确农民土地承包的法定责任基础上，放手让农民自主安排农业生产，政府不再全面计划管理农村的农业生产活动。农村集体经济解体，农民拥有了自己的生产和生活资料，拥有按照自己的意志安排自家的农业生产活动和日常生活的权利，不再完全依附于人民公社的行政权力。家庭承包责任制激发了农民的生产积极性，取得了举世瞩目的农业经济成就，这种成就也坚定了国家走限制政府权力范围、释放社会活力的改革道路之决心，社会的自主空间也因而获得迅速的扩展。从国家行政和社会的制度性分化决定了农村社区的整合不再能够像过去那样依靠行政权力得以实现。

在农村经济体制改革获得成功的示范下，城市的经济体制市场化改革也逐步消解城市单位社区行政整合的基础，致使行政化的社区整合方式解体。在经济体制市场化改革之后，城市社会由原来的行政一统分化为相对独立的国家、市场和社会三个领域，各自按照不同的规律行事。除政府机构和少数事业单位仍受行政权力的直接控制外，城市内绝大多数生产经营组织都进入市场领域，按照市场规律行事。就业于这些组织的个人和其所属组织之间也只是雇佣合同关系，个人无须依附其就业组织，组织也无法律依据限制自身成员的市场流动，也不能干涉劳动合同内容之外的个人日常生活。即使是仍旧就业于行政事业单位的居民也由于单位外生存空间的出现和不断扩大而不再必无条件依附于单位，从而获得了相对于行政权力的独立性。城市社会内的其他社会组织也拥有了在法律范围内按照自己的组织目标、组织章程独立地组织自己行动的权利能力和行为能力。为了对分化出来的城市社会空间进行管理、国家强化了在计划经济时期处于查漏补缺地位的街居制建设，街道特别是社区居委会逐步成为国家行政权力在城市社会生活中的代理人（周业勤和杨雪云，2007）。然而以地域范围为基础的街居制并没有能力对城市社区实施行政化管理，因为聚居在地域社区内的组织、群体、居民与街道、居委会之间并不存在全面的行政依附关系，社区内绝大部分事务都属于非行政性的，街道或居委会都无权对社区成员行使行政权力。

社区行政整合制度的解体给社区卫生行动的组织管理工作造成的直接冲击是社区卫生机构不再具备依托行政权力对社区成员发布行政命令的制度基础，这使得过去习惯于依靠行政权力实施社区卫生服务管理、组织社区卫生行动的社区卫生服务管理部门觉得社区卫生管理工作不好做的重要原因之一。

三、社区卫生服务需要有效的社区整合机制

发展社区卫生服务的根本目的是维护和促进社区居民的健康，居民个体的健康离不开社区的健康环境。社区物理环境、家庭状况、邻里状况、群体状况、组织状况等都和社区居民的健康存在直接或间接、近期或远期的关系，它们或影响居民的生理健康状况、或者影响居民的心理健康状况、或者同时影响居民的生理和心理健康状况。例如，受污染的社区物理环境不仅直接影响居民的生理健康而且同时也给居民增加心理压力妨碍其心理健康。再如，疏离的家庭关系、冷漠的邻里关系不仅不利于居民的心理健康而且不利于居民发起社区卫生行动。功能性社区组织如公共卫生机构、医疗机构、社会工作机构的缺乏或能力不足则不利于居民获得必要的服务而影响其健康。因此，要实现维护和促进社区居民健康的目标，社区卫生服务组织就绝不能停留在为居民提供疾病治疗服务的范围之内，更重要的任务则是积极参与社区建设，改善社区的物理和社会环境，建设健康社区，而这又需要发起和组织各种各样的社区集体卫生行动才能实现，单靠社区卫生服务组织或其他个别成员是无法完成的，这也就是社区建设动员标语所说的社区建设靠大家。

在计划经济下，社区卫生行动的组织实施依靠行政化权力，但现在国家、市场、社会之间存在制度性的分化，社区内存在不同的利益主体，居民个人、家庭、群体、组织都是社区的成员，它们各自的文化价值观、生活方式、行为习惯、对社区公共环境的态度、物质利益都存在着不同程度的差异甚至对立。不仅社区内部成员的身份构成复杂多样，社区外部的各种各样的组织也出于不同的目的积极向社区渗透。例如，商业组织为了争取消费者向社区渗透，公益组织为了提供公益服务向社区渗透等，这些组织都在一定程度上对社区的健康和社区整合产生有利或不利的影响。例如，商业组织可能以健康的名义推销损害健康的商品，公益组织可能为了实现自己的组织目标而分化社区整合。多种利益主体汇聚于社区之

内，它们之间既有共同的利益又有不同的利益乃至相互冲突的利益，既有可能是近期利益相同但长远利益不同，也有可能是近期利益不同但长远利益相同。因此，在行政力量无法完全覆盖的社区生活中，为了社区整体的健康和社区成员的个体健康就必需要一种新的社区整合方式，以便整合各种力量和资源，计划、组织和实施社区卫生行动。

第二节　治理型社区卫生服务的理论基础

社区健康的保护和促进需要跨部门、跨群体的社区合作，这种合作无法通过科层制式的权力等级化方式实现，只能通过平等协商的方式实现。协同治理理论是当前关于平等协商式集体行动的最有解释力的理论，因此也是社区卫生服务治理化改革的基础理论。

一、治　　理

“治理”是治理理论的核心概念，英语中的“治理（governance）”可以追溯到古典拉丁语和希腊语中的“操舵”一词，原意主要指控制、指导或操纵，指的是在特定范围内行使权威。治理理论在20世纪末兴起于西方的社会原因在于，西方政治经济状况发生了深远的变化，即市场失灵和政府失灵。这使得公共利益的促进再也不能简单地凭借自上而下的国家计划或凭借市场来实现了。因此，治理意味着“统治的含义有了变化，意味着一种新的统治过程，意味着统治的条件已经不同于前，或是以新的方法来统治社会。”（格里·斯托克，1999）治理理论的创始人之一詹姆斯•Z.罗西瑙（J.Z.Rosenau）认为“治理”是指一种新的管理机制，它们虽未得到正式授权，却能有效发挥作用。与以往的统治不同，这些管理活动的主体未必是政府，也无须依靠国家的强制力量来实现（俞可平，2002）。联合国全球治理委员会于1995年发表了一份题为《我们的全球伙伴关系》的研究报告，该报告对治理做出了如下界定：治理是个人和公共或私人机构管理其公共事务的诸多方式的总和。它是使相互冲突的或不同的利益得以调和并且采取联合行动的持续的过程。它既包括有权迫使人们服从的正式制度和规则，也包括人民和机构同意的或以为符合其利益的各种非正式的制度安排（全球治理委员会，1995）。简言之，治理就是：在众多不同利益共同发挥作用的领域建立一致或取得普遍认同，以便实施某项计划（辛西娅·休伊特·德·阿尔坎塔拉，1999）。我国学者俞可平则认为:“治理一词的基本含义是指官方的或民间的公共管理组织在一个既定的范围内运用公共权威维持秩序，满足公众需要。治理的目的是在各种不同的制度关系中运用权力去引导、控制和规范公民的各种活动，以最大限度地增进公众利益。

所以，治理是一种公共管理活动和公共管理过程，它包括必要的公共权威、管理规则、治理机制和治理方式。”（俞可平，1999）世界银行和联合国开发计划署等有关国际组织提出的治理标准主要包括：合法性、法治性、透明性、责任性、回应性、参与、有效、公正等，俞可平教授认为根据发展中国家的实际情况应再加上廉洁和稳定两条标准。

二、协 同 治 理

协同治理理论是我国研究者最近几年在治理理论的基础上提出的一个新概念，用以表达一种与“治理”有所差别的意涵。虽然学界目前对“协同治理”的含义并没有普遍认可的界定，但都倾向于用协同学来阐述“协同治理”中的“协同”含义。

协同学创始人之一哈肯（1983）认为：“协同学（synergetics）一词是从希腊文来的，意思是协同作用的科学，即是关于系统中各个子系统之间相互协同的科学。”“协同”的含义不仅意味着原本无序的或关联不紧密的子系统之间形成有序的、关联密切的新结构，而且还意味着新结构能带来整体大于部分的倍增效应，这种现象在协同学里被称之为“协同效应”。这里需要指出的是，协同效应与系统通过合作产生新功能这种效应是不同的，合作产生新功能意味着如果不合作，单个子系统则无法实现特定的新功能，因此这种新功能的产生不存在倍增效应现象。而协同效应则意味着单个子系统也能独立完成某种功能，但是如果和其他子系统实现协同，则可以实现功能倍增的效应。

对于协同效应的产生机制，管理学家伊丹广之的解释更为通俗且准确，他把企业资源分为有形实体资产如生产要素、厂房、技术或技能等和企业独有的无形资产如特殊的知识、技术、方法、技巧、经验等，并认为协同效应是企业的无形资产在协同行动中分享而产生的（坎贝尔·卢克斯，2000）。所谓协同就是“搭便车”，即从公司某一部分发展出来的无形资产可以同时被用于其他领域且不会被损耗掉。因此，“协同”包含“合作”但又高于“合作”。“合作”与“分工”相对应，强调的是职能或功能的互补。“合作”的基础是“区分”、“划分”、“界限”，而“协同”则不仅是“合作”，而且在合作过程中有分享，协同的基础是“区分”、“划分”、“界限”的模糊乃至消融，因此，“协同”是“合作”更高级的、理想的状态。

基于对“协同”的上述理解，我们认为“协同治理”是指为了最大化共同利益，利益相关者之间共享原本属于个别主体独享资源的过程。“协同治理”是“治理”的高级的理想状态。现实生活中的“治理”过程就处于以初级的分工合作为低端、高级的共享合作为高端的连续谱上。

三、治理结构生成原则

与传统的、依靠制度化权力的公共管理不同，治理是一种基于共同利益的、自愿性行动，参与协同治理的行动者自愿与其他相关者共享自己的独有资源，因此协同治理不可能依靠制度化权力的强制来实现。那么，治理结构怎样才能产生呢？哈贝马斯的沟通理性为协同治理的形成提供了理论基础。

尤根·哈贝马斯是德国哲学家、社会学家，法兰克福学派的代表人物，他的交往理论为克服现代理性的困境提供了一种路径。工具理性在启蒙话语中被描绘成“玫瑰色的天堂”、是人类实现自我解放的唯一出路，因此工具理性化构成了现代化的核心特征之一。然而，现代化的结果却表明，工具理性虽然强悍、能够探天测海却无法为人类的行动界定目标。由于缺乏价值共识，工具理性成为冲突中最有力的武器，可以造成毁灭性的灾难。于是乎，理性发展的结果却使得人类的生存环境变得更加不安全、不理性，这就是所谓的“理性的吊诡”。面对“理性的吊诡”，哈贝马斯没有像后现代主义思想家一样主张放弃工具理性，而是把启蒙运动看成一项“未竟”的事业，依旧阔步前行于理性主义之路，创造性地提出沟通理性理论用以解决价值共识的达成问题。

哈贝马斯（2001）认为，为了达成价值共识，人类需要进行有效的沟通，而有效沟通需要具备三个条件，“无论何时何地，只要我们想通过语言言说来表达我们所要表达的意识，我们便会对我们所说的话语提出真实性、真诚性和正确性的要求。”也就是说，在有效的沟通行动中，论及客观世界时，陈述应是真实的；论及社会世界时，陈述应是正确的；论及主观世界时，陈述应是真诚的。假如上述三个条件中的任何一个条件受到怀疑，沟通者需要提出更高或更深层次的原则来进行补救，只有同时具备真实性、真诚性和正确性的话语才符合沟通理性的要求。为了满足沟通理性的要求，还需要理想的言语环境，在这种言语环境中，“所有参与者无保留地追求加强语义的语言目标，以便达成共识，为各人所追求的行动计划能一致协调奠定基础。”（哈贝马斯，2005）也就是说，对于所有言语，“参与者都可以质疑，而受质疑的一方可以反驳、说明、解释，借此修补或支持自己的声称。长远而言，没有任何言辞行动所附带的声称可以免受检讨或批评。在理想的言辞处境中，所有参与者丝毫不受限制，包括由权力、蒙蔽、无知、欺骗和恐吓等因素造成的限制。换言之，在理想的言辞处境中，只有一种力量在发挥作用，那就是较佳论据的力量。由这种处境产生的共识，便是真正的、合理的共识。”（张德胜等，2001）

纵览治理理论，我们可以把治理理解为利益相关者为了公共利益、依靠沟通理性原则形成协同结构、发起协同行动的过程。治理理论的基本观点可以概括为：

在新的社会、政治、经济环境中，政府不应该也无力完全垄断一切合法的权力。承担维持秩序、调节经济和协调社会发展职能的，既有政府组织，也有非政府组织、跨国公司、私人企业、利益集团和社会运动等其他的主体，这些主体在共同利益的基础上相互依赖。在“治理”中，整合行动的权威不一定是政府，有可能是其他相关者。在理想状态下，由最适合者充当整合的中心和权威。治理的运作逻辑是以谈判为基础，强调各个行为者之间的对话与协作。通过行为者之间持续不断的对话，以传递和交换信息，增加相互了解，并达成共同的行动计划，从而减少机会主义的危害，降低冲突。

第三节　治理型社区卫生服务模式

一、治理型社区卫生服务的基本内涵及构成要素

生态学健康观表明个体的健康状况是由其所处的外部生态系统以及其内部生态系统之间相互影响、共同作用的结果，要保护和促进个体的健康状况就必需改善个体内部和外部生态环境。其中，个体所处的社区是连接个体与社会的重要生态层级，社区状况对个体的健康状况具有重要的影响，改善社区环境是保护和促进个体健康的重要途径之一。然而，要改善社区环境，单靠专业的社区卫生服务组织自身是无法做到的，还需要社区内外相关主体的协同配合才能够实现，治理型社区卫生服务概念的提出正是基于这样的现实要求。在最广泛的意义上可以认为：所有为了保护或改善社区居民健康状况的、由两个及两个以上主体参与的协同卫生行动过程就是治理型社区卫生服务。由于社区卫生服务机构是保护和促进社区居民健康的法定的、专业组织，对社区居民的健康负有法定责任，与社区居民健康相关的社区行动一般都应有社区卫生服务组织的参与。

因此，我们把狭义的治理型社区卫生服务理解为：由社区卫生服务机构发起或参与的、以保护或促进社区居民健康为目的的多主体协同治理行动过程。

治理型社区卫生服务的基本要素包括治理对象、治理主体、治理机制和治理行动。

（1）治理对象是指需要通过治理解决的社区健康问题。社区健康问题是指不利于社区健康的社会现象或状况。从表现形式的角度看，社区健康问题可能是直接影响社区多数成员健康的问题，也可能是表现为社区成员个体的健康问题，但其原因却具有社区性，对社区健康有潜在的或现实的威胁，依靠社区成员个体的力量无法解决，需要动用社区集体的力量才行。需要明确的是，我们这里所说的社区健康问题而非社区疾病问题，社区健康问题包括社区疾病问题但又远不止于疾病问题。例如，社区缺少建设场所或设施，这是一个需要解决的社区健康问题，

但在生物医学模式主导的社区卫生服务领域这则不属于社区健康问题。

（2）治理主体是指实际参与解决社区健康问题的行动者，包括社区内外的个人、群体、组织。在理想的状态下，所有受到社区健康问题影响的社区成员都是治理行动的参与者，都是治理行动的主体。但在现实中，部分社区成员由于价值观、认识、能力方面的原因可能只是潜在治理主体，由潜在主体到现实主体的转变需要一定的激发因素，如宣传、说服、动员等。社区成员由潜在主体到现实主体的转变过程也是治理型社区卫生服务发展的标志之一。

（3）治理机制是指治理主体对治理问题、治理目标、治理手段等达成共识的方法以及协调相互关系的方式。按照沟通理性原则，平等的说理、对话、协商是根本机制，通常情况下沟通理性机制会采取治理委员会的组织方式。治理委员会的组成人员和工作程序、工作方式等则由全体参与者依照沟通理性原则决定。

（4）治理行动是指解决健康问题的社区行动。在理想的治理型社区卫生服务中，社区行动是解决社区健康问题的根本方式。这里所说的社区行动是指行动要解决的问题的受害者主要是社区成员，行动的主要参与者、行动所需资源等也都主要是社区成员，非社区成员在行动中只是其次要的作用。一般而言，部分社区健康问题除了可以通过社区卫生治理行动加以解决外，也有可能通过非社区组织如政府组织或社区外的非政府组织获得解决，但后一种解决方式不利于社区自身能力的发展且容易形成依赖关系，从长期的角度看，不利于社区的自主发展和健康状况的改善，因为健康的社会含义本身就包含着自主自立发展的含义。

二、治理型社区卫生服务内容和范围

治理型社区卫生服务以减少、消除影响健康的社会、文化、心理、行为等非生物医学因素为目标，因此它是最广泛意义上的卫生服务，是真正意义上的大卫生观的实践体现。它的服务内容可以涵盖健康促进、疾病预防、疾病控制、康复、临终关怀等全部卫生服务工作类型。在健康促进工作方面，社区卫生服务机构可以通过参与社区发展计划，对社区发展计划进行健康影响评估，为社区发展决策部门提供咨询建议以促进社区发展计划更加有利于社区健康。可以对社区环境进行健康影响评估并发起和组织相应的卫生治理行动以改善社区环境的健康水平。可以通过开展各种健康教育活动、健身活动、为社区群体或组织提供健康咨询和指导。在疾病预防工作方面，社区卫生服务机构可以开展参与性的疾病预防知识教育，发起和组织社区成员查找社区内的“卫生死角”并开展相应的治理行动。这里所说的卫生死角不仅指物理环境方面，也包括社会环境、群体或组织行为等多方面。在疾病控制工作方面，社区卫生服务机构可以疾病控制部门的指导下或配合疾病控制部门在社区开展集体性疾病防控工作。在康复工作方面，社区卫生服务机构可以通过社区集体行动为患者康复提供物理环境和社区人际环境的支持，也可以组织、协调、指导社区群体为康复患者提供群体支持。在临终关怀工作方面，社区卫生服务机构可以开展社区参与性的死亡教育、可以组织社区群体或联系社区外部相关群体或组织为患者及其家庭提供所需的服务。

由于治理型社区卫生服务是广义的卫生服务，因此它并没有一个固定的内容和范围。从社区卫生服务机构的角度看，治理型社区卫生服务的内容和范围随着社区卫生服务机构对社区健康的责任意识的提高而扩展，也随着社区卫生服务机构的治理能力的提高而扩展。一句话，只要社区卫生服务机构愿意，治理型社区卫生服务的内容、形式、方法、范围就会越来越丰富。

三、社区卫生服务机构在治理型社区卫生服务中的角色

治理型社区卫生服务是一个多主体、多内容的协作性社区行动过程。社区卫生服务机构在不同的治理型社区卫生服务行动中承担的角色并不相同。一般而言，社区卫生服务机构在社区卫生治理行动中的角色可以划分为两类，即咨询建议角色和发起组织角色。

（1）咨询建议角色。咨询建议角色即为与社区健康相关的政策、项目、行动提供咨询和建议，其基础是社区卫生服务机构利用自身的健康理论、知识、经验对涉及社区的政策、项目、行动进行健康影响评价，并依据评价的结果为政策、项目、行动的制定或实施方提供建议，帮助其减少或消除对社区健康的不利影响。

（2）发起组织角色。发起组织角色即社区卫生服务机构自己充当社区卫生治理行动的发起者、组织者。在绝大多数的社区卫生治理行动中，社区卫生服务机构都应该充当起发起人和组织者的角色，这不仅是因为社区卫生服务机构拥有更多的健康专业知识而且也是因为这是它的职责所在。

此外，从社区与外部社会环境的角度看，社区卫生服务机构在社区卫生治理行动中还要充当中介桥梁角色。社区卫生服务机构在社区中具有双重身份，其一是社区成员的身份，这个身份的获得是基于其工作场所在社区的地理范围之内，其服务对象是社区成员。其二是外来者的身份，这个身份的获得是基于其隶属于社区外部的卫生系统，它是社区外部卫生系统派到社区的子机构。作为社区成员，社区卫生服务机构应该与社区其他社区成员一起共同维护社区的健康，作为一个外来者，社区卫生服务机构应该利用自身与社区外部的社会网络，为社区卫生治理行动联系寻求各种各样的资源援助。

概言之，治理型社区卫生服务不是一种特殊的社区卫生服务而是一种特殊的社区卫生服务提供模式。这种服务提供模式能够充分吸收和整合社区内外的资源，通过社区卫生治理行动，克服社区卫生服务专业组织自身资源和能力的局限性，

解决社区居民和社区环境的健康问题。治理型社区卫生服务无需打破现有的社区卫生服务组织结构，但是它要求社区卫生服务机构把工作的重点从疾病治疗扩大到健康保护和健康促进上、从社区成员个体身上扩大到社区整体上，从社区成员个体、家庭、群体、社区组织以及它们的相互关系、一句话、也就是从社区整体中探究影响社区成员健康的有利或不利因素，积极地运用社区健康教育、社区健康评估、社区组织动员和社区外部联络等工作方法，最终以社区集体行动的方式保护和促进社区居民和社区整体的健康状况。

第四节　治理型社区卫生服务与相关概念的区别

一、治理型社区卫生服务与治疗型社区卫生服务

作为一个新型服务方式，治理型社区卫生服务与现行的治疗型社区卫生服务主要存在以下区别。

治疗型社区卫生服务的主要任务是作为社区居民的生理疾病提供生物医学的治疗，而治理型社区卫生服务则不仅要处理社区居民的生理健康问题而且还要处理其心理和社会健康问题。不仅要处理健康的生物学原因而且要处理生物学原因背后的社会原因。不仅要处理居民的个体健康问题而且还要处理社区整体的健康问题。因此，治疗型社区卫生服务是单一型服务，治理型社区卫生服务属于综合型服务。

治疗型社区卫生服务的主要任务是疾病治疗，健康教育、疾病预防、康复、临终关怀、社区健康等则是次要的任务，甚至还没有被纳入服务范围之内。而治理型社区卫生服务则不仅包括治疗服务还包括健康教育、疾病预防、康复、临终关怀、社区环境健康等多方面工作。因此，从卫生服务的全面性角度看，治疗型社区卫生服务是部分服务，治理型社区卫生服务是全面服务。

治疗型社区卫生服务由法定的、专业的社区卫生服务组织提供，其他不具备法定资格的主体一律不得参与。而治理型社区卫生服务的提供通常要打破组织界限，和其他组织、群体、社区成员进行合作，动员社区内外的一切可用资源以实现社区环境或社区成员个体的改变，多主体协同行动、团队式服务是治理型社区卫生服务的最突出特征。因此，治疗型社区卫生服务是专业的、单一主体型服务，而治理型社区卫生服务则是群众性的、多主体协作型服务，社区成员不仅是社区卫生服务的消费者同时还是社区卫生服务的生产者。

治疗型社区卫生服务主要使用生物医学技术、知识和方法，而治理型社区卫生服务除了运用生物医学技术方法外，还要综合运用社区教育、社区社会工作、社区发展等社会动员和社会组织方法以及社区成员的健康经验等。因此，治疗型

社区卫生服务是专业型服务，而治理型社区卫生服务是超专业型服务。

概言之，治疗型社区卫生服务和治理型社区卫生服务是两种并列的服务方式，两者的服务内容、主要任务、服务主体和服务主要方法都不同。

二、治理型社区卫生服务与社区卫生团队服务

从政策要求看，我国社区卫生服务应该合理使用卫生资源和适宜技术，以主动、积极的方式为社区中的全体居民提供预防、保健、医疗、康复、健康教育和计划生育指导的“六位一体”服务。但是，由于现代知识的分化不可避免地导致人的知识结构的单一化，即使是全科医生也难以为患者提供内容如此广泛的卫生服务。因此，通过多专业人才的合作互补，组成团队为社区成员提供服务就成了社区卫生服务的一个重要形式。从服务主体和服务内容的角度看，治理型社区卫生服务与社区卫生团队服务有一定的相似之处，即两种服务都是由多个行动主体合作提供，服务内容也都包含预防保健医疗康复等多项内容。但是，目前两者之间仍然存在着重要的差别，即社区卫生团队成员拥有专业身份，他们提供的服务具有专业性、助他性特征。治理型社区卫生服务的参与者并不必须都是具有专业身份的人，服务则具有群众性、自助性特征。社区卫生团队服务主要服务于社区内的个人和家庭，而治理型社区卫生服务则主要服务于社区整体或社区内的人群。

当然，治理型社区卫生服务与社区卫生团队服务的差别并不是本质的、两类服务之间的差别，二是社区卫生服务的两个发展阶段之间的差别。社区卫生团队服务属于社区卫生服务的初级阶段，随着社区卫生服务的发展、服务对象从个人、家庭逐步向社区群体、社区整体扩展，服务方式从专业技术性服务向非专业社会性服务拓展，社区卫生团队吸收非专业的社区成员参与，社区卫生团队服务将融入治理型社区卫生服务，社区卫生服务团队将成为治理型社区卫生中不可或缺的重要力量。

三、治理型社区卫生服务与管理型社区卫生服务

治理型社区卫生服务与管理型社区卫生服务的划分依据是社区卫生服务过程中的权力关系。在治理型社区卫生服务中，社区卫生服务的生产方与消费方是建立在平等沟通基础上的合作关系，即治理关系。在管理型社区卫生服务中，社区卫生服务生产方与消费方之间是建立在行政和技术权威基础上的管理与被管理关系。管理型社区卫生服务是计划经济条件下卫生管理模式在当前社区卫生服务领域的延续。治理型社区卫生服务与管理型社区卫生服务相比存在以下主要差别。

（一）在社区卫生问题的界定方面

在管理型社区卫生服务中，社区卫生问题依据专业标准来确定。社区内是否存在以及存在哪些与卫生相关的问题、这些问题的轻重缓急、优先序列等都由专业人员根据专业的问卷调查、直接观察以及其他科学方法和手段来确定。需要社区居民做的只是如实回答专业人员的问题，认真配合调查就够了。

在治理型社区卫生服务中，社区卫生问题由专业人员和社区的居民、群体、组织共同确定。社区卫生问题不再仅仅是一个卫生专业问题，它同时也是一个社区日常生活经验问题。因此，哪些行为或现象属于社区卫生问题不再仅仅依据专业标准来确定，而是由专业人员与社区居民共同协商确定。专业人员只能通过知识传播来改变社区居民对社区卫生问题的认知，而不再能够通过专业的或行政的权威自上而下地界定社区卫生问题。

（二）在社区卫生服务主体方面

在管理型社区卫生服务中，社区卫生服务完全由专业技术人员来提供。社区卫生问题被认为是专业技术问题，只有经过国家核准的专业技术人员才能向社区居民提供卫生服务。为了解决社区卫生问题，需要制订什么样的具体方案和计划，为了实施方案和计划需要创立什么样的组织以及该组织以什么样的机制运行，怎样筹集和使用所需各种资源，怎样评价卫生行动的过程和结果等，所有这些均由专业人员依据行政的和专业技术的权威来决定，社区居民则基本被排除在这个过程之外。

在治理型社区卫生服务中，不仅社区卫生问题要由社区卫生服务专业人员和社区成员共同确定，而且解决社区卫生问题的全过程都有社区成员的参与。为了解决社区卫生问题，需要组织实施一定的社区行动。社区卫生服务专业人员与社区居民、社区群体或社区组织共同协商制订社区卫生治理行动方案，讨论社区组织、筹集社区卫生行动资金、实施并管理社区卫生行动过程、评价卫生行动结果。在整个过程中，社区卫生服务专业人员不仅以专家的身份为社区卫生行动提供必要的技术、信息咨询和帮助，而且以社区成员的身份参与整个行动过程。

（三）在社区健康责任承担方面

在管理型社区卫生服务中，解决社区卫生服务问题的责任全部由政府承担。由于政府及其管理的专业机构垄断了社区卫生服务的筹资、组织、管理等所有重要权利，相应地，提供和改善社区卫生服务的责任也就完全落在政府及相关专业机构肩上。社区卫生服务状况的好坏不仅是评价政府相关部门行政绩效的硬标准，而且在近些年被上升到评价政府执政合法性的高度，而社区居民和组织则只享有权利而不需要承担相应的义务。

在治理型社区卫生服务中，社区居民和政府共同承担促进社区卫生服务的责任。政府不再垄断社区卫生服务的供给，因而也不再独自承担解决社区卫生服务问题的全部责任。政府在改善社区卫生服务状况的过程中只是部分地负责资金、技术、信息和制度的供给责任。社区居民自己也要对社区卫生问题承担相应的责任，维护健康不仅是社区居民的权利而且同时也是其责任之所在（周业勤，2007）。

四、治理型社区卫生服务与初级卫生保健

在我国的社区卫生服务领域，一般认为社区卫生服务是实现初级卫生保健目标的基础环节，但是对于社区卫生服务怎样做才能成为实现初级卫生保健目标的基础环节这个问题却无解释。从我国社区卫生服务治疗化的发展趋势看，社区卫生服务除了能在表面上实现初级卫生保健的治疗目标外，初级卫生保健的其他目标根本无法实现。之所以说是表面上，是因为初级卫生保健的工作重点是通过社区发展促进健康、预防疾病、减少疾病的发生，治疗是卫生防线的最后一步，而治疗化的社区卫生服务则是以治疗为重点，轻视预防、个别地区甚至放弃预防、更别提促进社区发展了。从目标一手段的视角看，两者的根本区别在于，初级卫生保健是以促进人人健康为目标，以自身为手段，而治疗化的社区卫生服务则把自身的发展作为目标，以社区居民到社区卫生服务机构就医为手段。也正因为如此，我们现行的社区卫生服务发展主要指标才会是提供社区卫生服务的机构数量、人员数量、病床数量、门诊人次、住院人次等，社区卫生服务机构才会呼吁政府运用政策手段强制社区居民到社区卫生服务机构就诊。

与治疗型社区卫生服务相反，治理型社区卫生服务所持的生态学健康视角是对初级卫生保健所持的生物心理社会健康观的深化和发展，能够更好地解释健康问题的成因。治理型社区卫生服务所持的培养社区成员的社区意识、社区网络，利用社区资源、发起和组织社区行动等方法具体化了初级卫生保健所持的鼓励社区参与、利用社区资源、跨部门合作等原则。治理型社区卫生服务所持的治理理念、理性沟通原则充分体现了初级卫生保健的公平、正义原则的精神实质。因此，治理型社区卫生服务与初级卫生保健在主要理念、方法上是高度一致的。但是，治理型社区卫生服务与初级卫生保健也有一点外在的差别，那就是：初级卫生保健的理想目标是把自身建设成整个国家的卫生服务体系的核心，而治理型社区卫生服务则从现实的状况出发把自身定位于一种新的社区卫生服务方式，至于它在国家的整个卫生服务体系中的位置问题则留待时间和实践去说明。

五、治理型社区卫生服务与社区建设

在国际社区卫生服务的发展历程中，社区卫生服务与社区发展相结合是发展社区卫生服务的根本途径。在我国，1999 年十部委印发的《关于发展城市社区卫生服务的若干意见》的通知中，社区卫生服务也被定义为“社区卫生服务是社区建设的重要组成部分”。然而，社区卫生服务的医疗化发展最终却把社区卫生服务和社区建设分隔开来，因为医疗化的社区卫生服务具有严格的排他性，必须有具备法定资质的组织和人员才能提供，社区卫生服务的医疗化自然就排除了社区参与在制度上的合法性和合理性。社区居民对社区卫生服务的参与不过是作为患者接受服务调查、接受服务。这种社区参与的实质至多不过是“送医到社区”罢了，社区卫生服务不过是社区建设这个大拼盘中的一块而已(周业勤和曹明倩,2009)。

治理型社区卫生服务以生态学健康观为基础，把个体的生理健康与个体的心理、社会健康相联系起来，把个体的健康与个体的家庭、社区的健康联系起来，把个体的健康发展与整个社区的发展联系起来，这就为社区卫生服务与社区建设的有机整合提供了理论基础。治理型社区卫生服务主张通过发起、组织、实施社区卫生行动来改善社区成员和社区整体的健康状况，这样的社区卫生服务工作方法不仅能够有效地处理影响社区成员健康状况的心理和社会原因，还能培养社区成员的社区意识、社区价值、社区网络以及社区行动能力、建设健康社区等。

我国的社区建设是指“在党和政府的领导下，依靠社区力量，利用社区资源，强化社区功能，解决社区问题，促进社区政治、经济、文化、环境和健康发展，不断提高社区成员生活水平和生活质量的过程。”(中华人民共和国民政部，2000)培养社区成员的社区意识、社区网络、社区行动能力是“依靠社区力量，利用社区资源，强化社区功能”的前提，社区居民的健康和社区整体的健康都是社区建设的题中之意。此外，社区政治、经济、文化、环境的发展无疑对社区居民的健康和社区整体的健康具有直接的促进作用。因此，治理型社区卫生服务与社区建设无论是在目标上还是在手段上都具有高度的统一性，二者相互依赖、相互制约、相互促进、构成了真正的、有机的部分与整体的关系：即治理型社区卫生服务这个部分的发展充分依赖并体现社区建设的全面发展，而社区建设的每一个方面的发展又都能够促进治理型社区卫生服务的发展，都包含治理型社区卫生服务追求的健康目标。

通过上述比较我们认为：治理型社区卫生服务虽然是社区卫生服务的一种组织提供方式，但它是一种更加能够适合社区社会环境、更加能够体现社区卫生服务本质内涵的组织提供方式，它是代表着社区卫生服务改革的未来方向和基本路径。

第五节　治理型社区卫生服务的价值

价值是一个主体性概念，同一事物对于不同的主体其价值也不同。因此，我们分别从社区成员个体、社区卫生服务系统、整个国家的卫生系统、社区建设、社会发展的角度来阐述治理型社区卫生服务的主要价值。

一、治理型社区卫生服务相对于社区成员的主要价值

治理型社区卫生服务相对于社区成员的价值主要集中体现在三个方面：一是提供更加全面的健康服务。治理型社区卫生服务以保护和促进社区成员健康为目的，以消除妨碍社区成员健康的物理环境因素、社会文化因素、行为因素等各种不利因素为手段，努力为社区成员创造一个健康的社区环境和培养健康的个人生活方式，因此治理型社区卫生服务是全面的健康服务。二是培养社区成员的社会参与能力和民主、合作、友善的价值观。治理型社区卫生服务的治理机制内涵民主、合作、友善的价值观，社区成员在参与社区卫生治理行动的过程不仅会逐步把这些价值观内化到自己的价值观，而且通过参与社区卫生治理行动能够习得参与集体行动的能力、和他人合作的能力、处理具体事务的能力等，所有这些能力都有助于社区成员的社会发展。三是为社区成员创造健康、祥和的社区环境。通过治理型社区卫生服务不仅可以消除社区内各种不利于社区健康的物理环境因素，而且帮助社区成员建立和扩大社区社会关系网络，建构和谐的邻里关系。

二、治理型社区卫生服务相对于社区卫生服务系统的主要价值

治理型社区卫生服务以社区集体行动为基本方法、以处理影响健康的非生物医学因素为主要目标。与治疗型社区卫生服务相比，治理型社区卫生服务拓展了社区卫生服务的方法，丰富了社区卫生服务的内容，为实现社区卫生服务的最高目标——维护和促进社区健康提供了具体、可操作的手段。治理型社区卫生服务的高度参与性有助于缩短和消除社区卫生服务机构和社区居民之间的距离，使社区卫生服务机构逐步为社区接受，融入社区，成为社区的一员。治理型社区卫生服务代表着真正意义上的、以社区为手段、社区健康为目标的社区卫生服务，而不仅仅是把医疗服务送到社区式的社区卫生服务，它是社区卫生服务的理想方式，代表着社区卫生服务的发展方向。

三、治理型社区卫生服务相对于国家卫生服务系统的主要价值

保护和促进国民健康无疑是国家卫生服务体系的最高目标，而实现这个目标的根本手段无疑不是等国人患病之后才给予治疗——尽管治疗也是维护健康的必要手段。治理型社区卫生服务把健康促进和疾病预防置于工作的首要地位，完善和加强了国家卫生服务体系的预防功能。治理型社区卫生服务致力于消除妨碍社区成员健康的社会、经济、文化、环境、心理、行为等非生物医学因素，可以有效地降低疾病的发生率和复发率，从而可以实现降低医疗机构的医疗服务压力，缓解医患矛盾，减少全社会的卫生保健支出，节约社会资源等多重目的。此外，治理型社区卫生的服务对象不仅包括患病人群，而且同样重视对非患病人群的服务，与医疗服务相比，它更加能够体现卫生服务的公平性和公正性。

四、治理型社区卫生服务相对于社区建设的主要价值

我国当前的社区建设采取的是一个自上而下、由外向内的、外力推动型的方式，这种社区建设方式的最大弱点是来自社区外部的各个组织、部门之间的相互分隔、各行其是，这不仅造成重复浪费而且容易导致社区不同群体、不同组织之间的相互分离乃至利益竞争，致使社区建设反而在无意中破坏了社区团结，而社区团结恰恰是社区建设的重要目标之一。外力推动型社区建设方式的另外一个重要弱点是不重视社区参与，不把社区参与作为社区建设的目标而仅仅把社区参与作为实现目标的备选手段之一。这样的建设方式不利于社区自我发展能力的形成和发展。治理型社区卫生以社区关注的健康为抓手、把健康观点渗透到各个部门、组织的社区建设工作中，最大限度地促进了社区内外各群体、组织的参与和合作，为各部门、组织的社区建设工作提供了一个更加综合的社区建设方式，有助于推动社区自我发展能力的形成和发展。

五、治理型社区卫生服务相对于社会发展的价值

社会发展的根本标志是社会成员的自主自立意识的发展、平等地参与公共事务的意识和能力的发展、承担公共事务责任的意识和能力的发展。治理型社区卫生的治理原则本质含义就是平等地参与公共事务，治理型社区卫生服务的集体行动内在地包含了居民参与公共卫生的要求。社区居民在社区卫生治理行动中可以获得参与公共事务的能力、自我健康保护的能力以及承担社会责任的意识等。因此，可以说治理型社区卫生服务是社会发展在社区卫生服务领域的具体体现，反

过来，参与社区卫生治理行动的成员也将在社会生活的其他领域展现其作为现代社会公民的责任意识和责任能力进而有助于推动社会向民主、和谐的方向发展。

参 考 文 献

格里·斯托克. 1999. 作为理论的治理：五个论点. 国际社会科学杂志：中文版, (2): 19.

哈贝马斯, 哈勒. 2001. 作为未来的过去——与著名哲学家哈贝马斯对话. 章国锋译. 杭州：浙江人民出版社,16.

哈贝马斯 . 2005. 交往行为理论. 曹卫东译. 上海：上海人民出版社, 26.

哈肯 H. 1983. 协同学及其最新应用领域. 自然杂志, 6(6): 403-410.

坎贝尔·卢克斯. 2000. 战略协同. 任海通等, 译. 北京：机械工业出版社, 21, 22.

全球治理委员会. 1995. 我们的全球伙伴关系. 纽约：牛津大学出版社, 2

辛西娅·休伊特·德·阿尔坎塔拉. 1999. "治理" 概念的运用与滥用. 国际社会科学杂志, (1): 105.

俞可平. 1999. 治理和善治引论. 马克思主义与现实, (5): 37-41.

俞可平. 2002. 全球治理引论. 马克思主义与现实, (1): 20-32.

张德胜, 金耀基, 陈海文, 等. 2001. 论中庸理性：工具理性、 价值理性和沟通理性之外. 社会学研究, (2): 33-48.

中国大百科全书出版社编辑部. 1991. 中国大百科全书·社会学. 北京：中国大百科全书出版社, 367.

中华人民共和国民政部 . 2000. 民政部关于在全国推进城市社区建设的意见. http://vip.chinalawinfo.com/Newlaw2002/SLC/slc.asp?gid=32115.[2000-11-19]

周业勤, 曹明倩. 2009. 两个学科视角下的"社区卫生服务". 中国全科医学, 12(2A): 210, 211.

周业勤, 杨雪云. 2007. 城市社区建设的基本命题及其反思. 安徽大学学报：哲学社会科学版, 31(1): 153-156.

周业勤. 2007. 社区卫生服务的 "管理模式" 与 "治理模式" 比较. 医学与哲学：人文社会医学版, 28(11): 1-3.

Geiger HJ. 2002. Community-oriented primary care: apath to community development. American Journal of Public Health, 92(11): 1713-1716.

第六章　社区卫生服务治理化改革

从“管理”走向“治理”是21世纪全球社会组织原则改革的基本趋势。推动全社会的各个领域、各个层面的治理化改革是我国进入21世纪以来改革的基本原则和总体目标。社区卫生服务治理化改革既是社区治理化、社会治理化改革的一个重要部分，同时也是维护社区健康的有效路径。

第一节　治理化改革浪潮的兴起

一、全球社会治理化改革的兴起及原因

自1989年世界银行首次使用“治理危机（crisis in governance）”一词来描绘非洲国家面临的问题，解释援助无法收到预期效果的原因以来，“治理”便迅速地被引入政治学、经济学、管理学、法学、社会学等众多领域的研究之中。以“治理”为理论视角和改革原则的探索迅速地由西方国家向全球蔓延，“全球治理”、“国家治理”、“区域治理”、“地方治理”、“社区治理”、“政府治理”、“公司治理”、“社会治理”“”等表明“治理”已经渗透到社会生活的每个角落，预示着“治理”有望成为21世纪全球社会的基本组织原则，甚至有学者认为治理浪潮的意义不亚于启蒙运动。

“治理”浪潮之所以能勃兴于西方并迅速向全球蔓延，这并不是西方学者或政治家操控的结果，而是人类社会历史转折的表现。具体说来有以下几个方面的原因。

（一）市场和政府的双重失灵

西方国家早期实行的自由市场经济到20世纪上半叶已经陷入积重难返的境地，供需失调、通货膨胀、环境污染、失业增多、贫富加剧，开始于1929年的大萧条催生了以政府对市场实施管控为基本思想的凯恩斯主义。但是，随之而来的问题是，政府职能的扩展和膨胀又压抑了市场在资源配置中的作用，不利于市场主体的自由竞争，大包大揽的福利政策使政府背上了越来越无法承受的财政负担。官僚主义的蔓延使得政府虽然为国民提供了大量福利却无法及时、准确地对国民面临的困境做出回应，也就是说政府提供的有些福利与国民想要的福利之间发生

错位，以至于政府越来越不能得到公众的信任，这就使政府存在的合法性受到质疑。市场和政府的双重失灵迫使西方社会寻求第三种社会组织原则和方式。

（二）利益主体多元化

20世纪下半叶，西方社会的结构也发生了很大的变化。原来的由雇主群体、劳工群体、农民群体三个基本社会群体所组成的社会结构已发生分化并重新组合，利益、职业、种族、地域甚至一段共同的经历等都可能是形成特定利益群体的依据，非政府组织、公民的自愿性社团、协会、社区组织、利益团体等迅速发展壮大，公民社会日益壮大，公民权利意识日益强烈。它们越来越不满于政府利用其统治地位和政治权威，通过制定政策和实施政策对社会公共事务进行单向度的、强制性管理，而是要求更多地参与社会管理过程，希望政府做出的各项公共政策能够代表或反映出它们的利益。

（三）市场经济的不确定性

市场经济是以多主体之间的平等、自由、竞争为基本原则的，因此是流动的、充满不确定性的经济，这就必然要求政府对新信息要迅速做出反应和应对，而这与政府组织采取的官僚体制格格不入。官僚体制的办事原则是严格地按章办事、按程序办事，因此官僚体制对于解决非紧急的、常规问题是很有效的，但当事情的发展加快或者要处理的是不再是常规问题的时候，官僚制引发混乱就是不可避免的了。另一方面，市场经济的不确定性内在地需要强大的信息技术支撑其自身的发展。在经济发展的强大驱动力作用下，20世纪下半叶以来信息技术得到快速发展，互联网以及基于互联网的各种通信手段的平民化不仅使得普通民众可以从网上获得自己关注的信息，而且可以通过互联网发布自己感兴趣的信息，表达自己的价值取向和利益诉求。通信手段的平民化极大地激发了公民参与公共事务的愿望，也为公民参与公共事务提供了技术手段的支撑。

（四）市场经济全球化

市场经济的“推拉”效应使得经济全球化步伐最终突破意识形态的隔离墙。市场经济的“推力”源自于市场经济的相对过剩性经济危机。价值规律是市场经济的基本规律，在价值规律的作用下，生产领域一方面要不断地改进技术提高劳动生产率，另一方面要不断地压低工人的工资，只有这样生产企业才能获得更多的利润，避免在市场竞争中落败。这种做法对单个的生产者而言无疑是合理的，但对于整个国家或地区而言则必然会产生相对过剩性经济危机。为了解决相对过剩性经济危机，拓展市场空间便成了基本应对手段之一，这是当代经济全球化的根本动因之一。市场经济的“拉力”源自于市场经济对生产力的巨大拉动力。虽然市场经济有其自身无法克服的痼疾，但是它对社会生产力的推动作用则是不容置疑的。对此，马克思恩格斯在《共产党宣言》中就明确地加以肯定，“资产阶级在它的不到一百年的阶级统治中所创造的生产力，比过去一切时代创造的全部生产力还要多，还要大。”（马克思和恩格斯，1976）20 世纪后半叶，经济落后的第三世界国家为了发展社会生产力以摆脱国内经济贫困和被强国欺凌的国际地位，纷纷效仿资本主义经济，对国内经济体质实施改革，引入市场经济体制，这是经济全球化的又一动因。随着市场经济的全球化，源自于西方国家的治理思潮迅速向全球蔓延。

（五）治理研究

不可否认的是，学术界对治理实践的研究，对治理理论的完善和传播对治理浪潮的勃兴也起到不可忽视的贡献。作为一个富有解释力和创新性的理论概念，它一经出现就迅速在国际学术界和各种国际组织及政治领域流传开来并被广泛使用。1992 年世界银行年度报告的标题是“治理与发展”，1996 年经济合作与开发署年度报告的题目是“人类可持续发展的治理、管理的发展和治理的分工”，联合国教科文组织在 1997 年也发表了一份名为“治理与联合国教科文组织”的文件，《国际社会科学杂志》1998 年第 3 期出版了名为“治理”的专号。为加强全球治理，联合国有关机构还成立了一个“全球治理委员会”，并创办了一份名为《全球治理》的杂志。在国际组织和国际学术界的推动下，治理研究迅速发展成政治学、管理学、经济学等多个学科的主导学术范式。治理理论和治理实践经验通过学术渠道传遍全球，为国际组织、各个国家的治理化改革提供了理论指导和参考经验。

二、我国治理化改革进程

虽然治理理论传入我国的时间是在 20 世纪 90 年代，但是我国的治理化改革实践却早在 20 世纪 70 年代末就已经开始。到目前，我国的治理化改革大约可以划分为三个时期：利益主体分化形成期，服务型政府建设期，目前的治理型政府建设期。

（一）利益主体分化形成期

在计划经济时代，我国实行的是全面的国有制。从利益的角度看，个体利益与国家利益高度一致，几乎不存在独立的个体利益。从整个社会的组织原则角度看，整个国家实行高度统一的行政一统的管理方式，个人服从组织、下级服从上级、地方服从中央是整个社会的基本组织原则。1978 年中国共产党第十一届三中全会的召开标志着中国社会的利益主体分化的开始。十一届三中全会开启了以农村经济体制市场化改革为先导的经济体制改革。在农村经济体制改革取得极大成功的经验基础上，20 世纪 80 年代中期城市经济体制开始市场化改革。1992 年中国十四大明确地把建立社会主义市场经济体制作为我国经济体制改革的目标。

“市场经济遵循的基本规律是价值规律，其核心内容是在确认各经济主体所有权的基础上进行自愿、平等、公平的商品交换。因此，市场经济属于权利经济，它排斥行政权力至上，而主要依靠确立主体地位平等化、主体行为契约化的法律规范来加以调整，它内在地、本能地要求法治、民主、平等、协商等社会协调机制。”（杨占营，2003）因此“在 20 世纪 80 年代，中共中央相继决定实行政社分开和政企分开，党和政府不再直接管理城镇企业和农村经济事务。20 世纪 80 年代末，中国在广大农村开始推行村民委员会制度，实行村民自治。到 20 世纪 90 年代，除原有的工青妇等人民团体外，民间组织开始涌现，并得到政府的认可，它们对社会政治生活发生日益重要的影响。至此，以各级党组织、各级政府、各类企事业单位和各种民间组织为主体的多元治理格局开始形成。”（俞可平，2008）

（二）服务型政府建设期

随着社会利益的分化、多元利益主体的逐步形成，政府与个人的关系也在逐步发生变化，在计划经济时期，老百姓是吃政府的饭，到市场经济时期这个关系则被颠倒过来了，政府是吃纳税人的饭。因此，计划经济体制下的管制型行政方式在市场经济体制下越来越难以适应，纳税人权利意识的确立推动政府从过去的管制型行政方式逐步向服务型行政方式转变。1998 年的《国务院机构改革方案》首次把“公共服务”确立为政府的基本职能，2005 年的《政府工作报告》正式将“建设服务型政府”确认为政府的目标。中共十六届六中全会对建设服务型政府做了系统的论述：“建设服务型政府，强化社会管理和公共服务职能。为人民服务是各级政府的神圣职责和全体公务员的基本准则。按照转变职能、权责一致、强化服务、改进管理、提高效能的要求，深化行政管理体制改革，优化机构设置，更加注重履行社会管理和公共服务职能。以发展社会事业和解决民生问题为重点，优化公共资源配置，注重向农村、基层、欠发达地区倾斜，逐步形成惠及全民的基本公共服务体系。创新公共服务体制，改进公共服务方式加强公共设施建设。”（中共中央关于构建社会主义和谐社会若干重大问题的决定，2006）

（三）目前的治理型政府建设期

服务型政府建设为改进政府工作作风，扩大公共服务等都起到了极大的推动作用。然而，随着社会对公共服务需求的不断增加，以直接为社会提供公共服务的服务型政府建设路径必然导致政府规模的扩大、经济负担的加重。此外，服务型政府建设并没有从根本上改变人民和政府之间的权力全系，官僚主义作风也难以得到有效的控制，社会对公共服务的需求难以得到政府的及时回应。最后，随着人们的权利意识的增长，参与社会公共服务的管理与产生的意愿也相应地增长，人们不再满足于接受政府提供的公共服务，而是希望能够参与到公共服务的生产与管理之中，希望通过直接参与来表达自己的利益诉求，在公共政策中体现自己的意愿和利益。因此，在服务型政府的建设过程中逐步引入治理理念就成为当前公共管理改革的重要议题，社会组织的治理化改革在刚刚召开的十八届三中全会通过的《中共中央关于全面深化改革的若干重大问题的决定》中得到充分的肯定。《决定》明确提出了："全面深化改革的总目标是完善和发展中国特色社会主义制度，推进国家治理体系和治理能力现代化"，《决定》还就治理体系的主要领域如政府治理、国际经济治理、公司法人治理、事业单位法人治理、社区治理、环境治理等进行了深刻的阐述。

概言之，随着我国社会利益主体的多元化，社会的基本组织原则从计划经济时代的管制向治理变迁已经是一个不可逆转的客观趋势，治理行动将渗透到社会生活的各个领域。

三、我国社区治理化改革进程

社区是社会的微观构成单位，在宏观政治、经济社会结构的治理化改革推动下，近年来我国的社区建设也从过去的行政主导型逐步向社区治理型转变。

20 世纪 80 年代后期，为了配合经济体制改革，承接企业转制释放出来的社会服务职能，"社区服务"一词开始出现在当时的报刊上。1987 年，民政部在大连召开民政工作现场座谈会，正式提出了开展社区服务的构想，并指出社区服务就是"在政府的领导下，发动和组织社区内的成员开展互助性社会服务活动，就地解决本社区的社会问题"。随着城市经济体制改革的深入，单位制逐步瓦解，释放出来的功能也越来越多，以政府作为单一责任主体的"社区服务"越来越难以承接。因此在 1991 年，民政部在"社区服务"的基础上又提出了"社区建设"这个概念，目的就是要引入政府之外的其他主体参与到社区服务工作中来。随着社区建设工作的深入，国务院于 1998 年赋予民政部"指导社区服务管理工作，推动社区建设”的职能。同年，民政部开始城市社区建设实验，共有 26 个城区参加了全国实验，100 多个城区参加了省级实验。在此基础上，经中央政治局常委会讨论同意，中共中央办公厅、国务院办公厅于 2000 年 11 月 19 日转发了《民政部关于在全国推进城市社区建设的意见》（中办发［2000］23 号），该《意见》阐述了社区建设的重要性和迫切性。随着《意见》的颁布，我国的社区建设在政府主导下进入了快车道。虽然《意见》也强调社区参与的重要性，但是这个阶段的社区建设任务主要是承接单位制解体而释放出来的社会服务、社会管理、政权建设等诸多职能。因此，建设路径以国家的政权向社区下沉，由政府组织或政府委派、指定的组织承担社区服务的提供和社区管理职能，在一定程度上还是忽视了社区的治理本性，也背离了社区自助自治的社区建设初衷。

由于行政主导的社区建设遵循的是权力原则，而社区发育遵循的是治理原则，权力原则和治理原则的冲撞使得社区建设虽然在社区公共服务方面取得了一定的成效，但同时也妨碍了社区自身的发育成长，导致社区对政府的严重依赖关系。在基本满足社区基本公共的急需之后，社区建设开始转向社区自身的发育培养，这个转折的标志是 2006 年《国务院关于加强和改进社区服务工作的意见》的颁布。该《意见》明确提出社区服务应该“坚持社会化。发挥政府、社区居委会、民间组织、驻社区单位、企业及个人在社区服务中的作用，政府提供公共服务，鼓励、支持社区居民和社会力量参与社区服务。”。2009 年《民政部关于进一步推进和谐社区建设工作的意见》又进一步细化了上述精神的实施办法，明确提出“大力培育服务性、公益性、互助性社区社会组织，发挥其提供服务、反映诉求、规范行为的作用。适当放宽社区社会组织的登记条件，降低门槛，简化登记手续，及时办理备案手续，并在活动场地等方面提供帮助。”与此同时，国家在社会组织管理方面也开始探索性改革，北京、上海、广州、南京等多地都相继出台了以鼓励社会组织发展为目标的管理举措。在政府的扶持下，社区居民和社区组织的社区意识得到发育，社区成员开始逐步参与到社区建设中来。各种社会组织也开始加入到社区建设行动中来，社区建设的参与主体日益多样化，参与程度日益深化、在社区建设中扮演的角色日益重要，社区“治理格局”日趋明显。

纵观国际和国内的社会变迁趋势，代表更加平等、更加民主的治理化改革已经成为不可逆转的大趋势，社会治理原则将逐步渗透到社会生活的每一个领域，逐步取代过去的统治原则。

第二节　社区卫生服务治理化改革的主要内容

虽然我国社区建设的治理格局已经日趋明显，但是由于我国的社区卫生服务建设一直以解决看病难、看病贵问题为首要目标，其发展路径一直是走生物医学技术路径，与近些年社区建设走的社区治理路径大相径庭。因此，社区卫生服务治理化改革是一次重大的路径转轨，需要做多个方面的工作。

一、加强治理型社区卫生服务的研究和宣传

虽然我国的社区治理化改革已经取得了初步成效，但是由于我国的社区卫生服务建设走的是具有高度自我封闭型的生物医学路径，对发生在身边的社区建设治理化改革少有参与、充耳未闻。因此对于我国的社区卫生服务领域而言，“治理”、“治理型社区卫生服务”还是一个近乎全新的概念，要实施社区卫生服务的治理化改革需要“自上而下的”、“自理论而实践”的变革过程。

“自上而下的”是指社区卫生服务的治理化改革需要来自顶层的设计和推动，这种顶层的高度需要达到国家层面才能推动卫生系统的改革，才能为社区卫生服务治理化改革提供政策环境支持。我国的卫生服务系统自改革开放以来，逐步放弃了计划经济时代的群众预防路线，完全走上了生物医学化的路径，而社区卫生服务治理化的改革本质上就是要推动我国卫生系统从生物医学路径走向生物心理社会医学路径，或是更加全面的健康生态学路径。这不仅要求卫生系统彻底扭转重治轻防的卫生资源配置现状，而且要求社区卫生服务从业人员走出社区卫生服务中心（站点）的院墙，真正融入到社区之中，而这些无疑都会触动卫生服务系统的既得利益，因此需要来自最高层的推动。

“自理论而实践”是指社区卫生服务的治理化改革不能走摸着石头过河的路径，而是应该先从相关的理论和实践经验研究开始，为社区卫生服务治理化改革提供动力。具体来说“自理论而实践”应该包括以下两个方面：

一是理论研究的组织方面。由政府部门创设社区卫生服务治理化改革研究的专门组织，广泛吸收从事公共服务治理研究的学者加入到社区卫生服务治理化改革的研究领域中，并提供相应的资金支持和组织支持。其中，特别重要的是组织支持，我国的卫生系统具有高度的自我封闭性，系统外的研究人员难以进入，而系统内的研究人员的研究视野由于受到自身的知识结构以及工作环境的影响，同样具有严重的狭隘性。因此社区卫生服务的治理化改革首先需要卫生系统的管理人员和研究人员学会与系统外的研究者开展合作研究。

二是理论研究的核心问题和主要领域方面。社区卫生服务治理化改革研究的核心问题可以概括为“为什么要进行治理化改革”和“怎么样进行治理化改革”这两个问题。为了回答“为什么要进行治理化改革”问题，需要对我国当代健康问题的非生物学原因（社会原因）进行研究分析，揭示社会原因在我国当代健康问题中的重要性和迫切性以及治理型社区卫生服务对于消除或减少健康的社会因素的有效性。为了回答“怎么样进行治理化改革”这个问题，首先需要对国内外

的治理理论展开介绍引进和研究工作。其次是对国外的和国际卫生组织的相关实践经验和教训展开介绍引进和研究工作。再次是对我国的公共服务治理和社区治理的实践经验进行研究和概括总结。最后是对我国历史上的卫生发展经验如“乡村教育”运动、“群防群治”运动的经验进行研究和概括总结。

二、立法落实预防为主的卫生发展方针

治理型社区卫生服务的本质内涵是通过社会行动消除或减少影响健康的社会因素，是一种预防性行动。因此，只有在卫生事业层面真正落实预防为主的发展方针才能推进社区卫生服务的治理化改革。新中国成立以来，虽然我国不同历史时期的卫生事业发展方针有所变化，但预防为主、防治结合这个基本方针始终没有改变过。可是，自改革开放以来，卫生事业的市场化发展倾向严重削弱了卫生系统的预防功能，卫生系统预防功能弱化的结果则是本来能通过预防解决的疾病问题得不到解决，整个社会的发病率攀升，进而引发“看病难”这个困扰全社会的问题。为了解决“看病难”这个燃眉之急，卫生系统的治疗功能再次得到加强，与之相应的是预防功能的进一步弱化。这种恶性循环可以说是当前看病难、看病贵的根本原因。因此，要解决过去这二十多年来的看病难、看病贵问题，必须克服头疼医头、脚疼医脚的做法，立足长远、忍受短期的阵痛、认真落实预防为主的基本方针。为此，可以从以下两个方面加以立法：一是立法规定预防和治疗之间的资源比例，并制定达到规定比例的时间表。这是因为卫生服务的产出是以卫生资源为基础的，没有足够的资源作保证就不可能有必要数量的服务产出。在发现更好的衡量预防服务和治疗服务的比例之前，通过规定预防资源总量和治疗资源总量之间的比例来保证预防为主的工作方针是稳妥的做法。二是立法规定生物医学技术预防与社会行动技术预防两者之间的资源比例。在规定预防和治疗的资源比例的前提下，还需要立法规定生物医学技术预防与社会行动技术预防两者之间的资源比例。这不仅是因为生物医学技术预防与社会行动技术预防是预防工作的两个基本路径，更重要的是因为生物技术预防属于针对特定疾病的对症下药型预防，其出发点是预防疾病而不是促进和维护健康，它不能解决影响健康的社会、心理、行为等非生物因素，而社会、心理、行为等非生物因素是许多疾病的生物原因背后的原因，也就是生物学原因之原因。因此必须采取社会行动技术以便实现“对因下药”，彻底消除或减少影响健康的非生物原因。把卫生事业发展的重点从治疗转向预防，需要顶住目前的看病难的压力，需要有一个让预防效果显现的时段，还需要抵制来自利益部门的压力，所有这些都需要高层决策部门有足够的决心、毅力、耐心。但除此之外，别无他法。这些年来，我国医疗资源成倍增长，然而看病难问题却愈加严重、发病率不断攀升。面对这样的基本事实，我们是否

应该反思：医改继续走重治轻放的老路还是接受世界卫生组织的建议，把卫生改革的重点转向强化社区预防？

三、改革社区卫生服务组织和社区的关系

治理型社区卫生服务的提供和利用都是在社区卫生服务组织和社区其他成员的合作治理行动中实现的，治理行动是提供和利用治理型社区卫生服务的唯一方式。因此，社区卫生服务组织能否和社区内的其他成员进行有效沟通并实施合作治理行动就成为治理型社区卫生服务能否实现的关键。

我国现行的社区卫生服务组织体系是以生物医学模式为指导、以专业的生物医学技术知识为手段，以疾病治疗为首要目标而设置的组织体系，具有结构上的封闭性和业务活动上的独立性。社区卫生服务组织与社区的其他组织或群体之间、与社区成员之间存在明确的组织边界。由于社区卫生服务组织的指导思想是生物医学模式，向社区提供的是专业性的生物医学服务，因此对于社区卫生服务组织而言，社区不过是提供基于生物医学技术和知识的卫生服务场所，社区成员不过是服务的对象罢了。虽然社区卫生服务组织的命名都是“社区+卫生服务中心（站）”，但其封闭的组织结构却使它难以融入社区、转变成为社区的一员，不仅难以获得社区成员的认同，而且更难以参与、发起和组织社区卫生治理行动。

因此，要对社区卫生服务进行治理化改革，首先是要摆脱生物医学模式的局限，用生物心理社会医学模式、健康的生态系统观指导社区卫生服务，使之关注的重点从生物医学原因扩大到生物医学之外的社会、文化、经济、心理、行为等各种原因，使之把消除或减少健康的生物学原因和非生物学原因视为同等重要的组织目标，以此为理论基础上重新建构社区卫生服务组织和社区之间的、便于相互整合的结构关系。具体来说，社区卫生服务组织和社区的治理化结构可以通过以下三种方式实现。一是由当地政府部门设立综合性的健康促进委员会，委员会成员应该包括当地的主要政府组织和社区卫生服务组织，其目的是让社区卫生服务组织参与各部门制定公共政策的过程，通过对公共政策进行健康影响评估来预防或减少妨碍健康的社会政策原因。二是社区卫生服务组织在自身组织内设立一个具有决定权力的卫生服务规划和实施委员会，成员应该包括当地的政府组织、非政府组织、社区组织，其目的是最大限度地扩大社区内各种组织参与当地卫生服务规划和实施的制度化渠道，让社区的卫生服务需求能够及时准确地反映到社区卫生服务的规划和实施行动中。三是社区卫生服务组织的成员利用自身的知识、技能、特长等参与到社区内的各种群体中，并努力成为社区群体中的魅力型核心成员，引导社区群体的健康文化和行为。

上述三种结构关系的建立，社区卫生服务组织将成为一个结构上相对开放的、

镶嵌于社区组织结构网络中的一个组织，这样的高度整合性结构将使得社区卫生服务组织易于了解社区卫生服务需求、及时发起社区卫生治理行动。

四、改革社区卫生服务的绩效管理体系

“绩效管理作为一项管理活动，就是要将组织中团队和个人努力与组织战略目标相连接，通过计划、组织、指挥、协调、控制等一系列管理职能的实施，实现组织战略目标的过程。”（郭庆松，2008）绩效管理直接调控组织成员的工作方向、目标和工作效率，对于组织目标的实现与否具有决定性的作用。治理型社区卫生服务不仅需要预防为主的卫生工作方针作为基本保障，更需要具体的绩效管理作为体系作为组织行为的直接的调控手段。但是，我国现行的社区卫生服务绩效管理体系是以疾病治疗为主要目标、以生物医学知识和技术为手段的绩效管理体系，它无法容纳治理型社区卫生服务，需要对现形的社区卫生服务绩效管理体系做出改革，从绩效管理目标上把社区卫生服务明确划分为基于生物技术手段的治疗、预防服务和基于社区治理手段的预防、治疗服务两种基本类型。由于基于生物技术手段的治疗、预防服务的绩效管理体系已经处于完善阶段且与基于社区治理手段的预防、治疗服务属于不同类型的绩效管理体系，故此处不再赘述。

治理型社区卫生服务以社区卫生治理行动为实施手段、通过减少或消除影响健康的非生物因素的方式促进好维护健康，其效果不像基于生物技术手段的治疗、预防服务的效果那样呈现较强的直接性、明显性和即时性。因此，构建基于社区治理手段的预防、治疗服务的绩效管理体系要避免重结果轻过程的绩效管理方式，以社区卫生治理能力培养为目标，立足于战略高度，重在过程考核，通过过程管理促进社区卫生治理能力的发展。在此原则之下，治理型社区卫生服务绩效管理体系可以从社区卫生服务治理行动次数和治理行动能力两个方面进行考核。能够反映治理行动能力的指标纬度包括：治理行动对于社区环境、社区成员的行为、观念的改变程度，社区成员参与社区卫生治理行动的广度和深度，社区卫生服务组织的治理文化水平，社区卫生服务组织主要领导人的治理能力，社区卫生服务组织成员对社区的了解程度以及与社区成员的互动程度，社区卫生服务组织与社区组织和社区群体之间的关系网络等。在绩效评价的执行主体方面，需要改变现行的以上级卫生行政部门作为主要、乃至唯一考核主体的局限性，选择社区居民、社区群体、社区组织（包括政府组织和非政府组织）的代表组成考核委员会，对社区卫生服务组织提供治理型社区卫生工作业绩进行考核，并且把考核委员会的成员“均权”制度化，以避免考核委员会沦落为装饰品。

五、改革社区卫生服务人员继续医学教育模式

相对基于生物医学路径的社区卫生服务而言，治理型社区卫生服务是一种新型的服务模式，它需要社区卫生服务人员具备相应的理论知识、方法、经验和能力。从治理型社区卫生服务的产生方式来看，主要包括：社区理论，社区建设理论知识方法经验，团队合作理论知识方法经验，跨组织合作理论知识方法经验，社区动员和社区组织理论知识方法经验，社会保障及社会组织理论知识方法经验，等等。由于目前的社区卫生服务人员或者是从医疗机构转岗而来，或者是最近几年新培养的全科医学专业学生，他们接受的都是生物医学理论知识方法经验的教育，缺乏开展治理型社区卫生服务的能力。因此，需要通过继续医学教育获得相应的知识技能。

继续医学教育是社区卫生服务人员更新知识技能、适应社区卫生服务工作发展需要的基本手段。但是，现形的社区卫生服务人员继续医学教育模式也是以生物医学模式为核心原则和首要目标的，基本做法是通过研讨会、到上级医疗机构学习或者上级医院派专家到社区卫生服务机构做讲座、开设专家门诊并带教等，不论其形式如何，内容都是疾病治疗或预防的生物医学知识和技能，与治理型社区卫生服务毫无关系。因此，要推动社区卫生服务治理化改革，必须对社区卫生服务人员的继续医学教育模式进行改革。

由于我国的整个卫生系统都是建立在生物医学模式之上的，所以在生物医学内部是不可能获得开展治理型社区卫生服务所需的理论知识方法经验的。因此，需要创设新的继续医学教育体系。这个体系要吸收社区理论研究领域的专家、社区建设领域的专家、社区社会工作领域的专家、社会保障和社会组织领域的专家组织跨学科的培训队伍，为社区卫生服务人员提供相关理论知识方法经验。除了理论教学外，还需要分区域选择实践基地，由上述培训团队和基地社区卫生服务人员共同进行社区卫生服务治理化改革的实践探索，把理论应用到实践中，接受实践的检验修正和丰富，并及时总结经验教训，为培训提供实践基地、实践案例。除此之外，由于治理型社区卫生服务本质上就是通过社区建设来达到维护和促进社区健康之目的，因此，也可以与已经建立的社区建设研究与实践基地合作开展治理型社区卫生服务的教育培训工作。

六、改革全科医学教育的课程体系

全科医生是我国社区卫生服务的骨干力量，全科医生的培养模式直接影响全科医生对社区卫生服务的认知、评价以及提供社区卫生服务的种类和服务能力。

我国的社区卫生服务是实施初级卫生保健战略的主要手段，初级卫生保健提出的通过社区发展促进社区健康的基本原则理应成为社区卫生服务的基本原则，充分发动社区参与、利用社区资源、组织社区行动是上述原则的具体体现，而这些原则和方法的落实，则需要相应的全科医学课程体系作为支撑，为全科医生提供相应的理论知识方法、培养相应的能力。也正因为如此，卫生部2000年发布的《关于发展全科医学教育的意见的通知》明确指出，全科医学教育的弥补是培养能应用生物-心理-社会医学模式，开展融预防、医疗、保健、康复、健康教育、计划生育服务为一体的卫生技术人才。

然而，我国现行的全科医学教育课程体系并没有摆脱生物医学模式的桎梏，没有能够体现生物-心理-社会医学模式的社会性。目前，全科医学专业的课程体系基本上是由六个模块构成，即“人文社会科学模块、理科基础模块、基础医学模块、临床医学模块、预防医学与行为医学模块、全科医学理论与实践模块”，其中“人文社会科学模块包括思想道德修养、马克思哲学原理、马克思主义政治经济学、毛泽东思想概论、邓小平理论及“三个代表”重要思想、法律基础、医学心理学、大学英语、就业指导、军训等课程。”（赵拥军等，2010），从上述人文社会科学模块的课程内容看，主要是国家规定的思想政治课程，并没有包括帮助学生研究、变革社会（社区）以及改变社区居民的心理、行为的相关社会科学。在这样课程体系下培养出来的学生只能根据日常生活经验处理与社区成员健康和疾病相关的社会、心理、行为原因，而无力运用社会、心理、行为科学的理论和方法对影响社区健康的非生物医学因素实施科学的干预。

因此，要推动社区卫生服务治理化改革就必须对现行的全科医学课程体系进行改革，增加有关社区、社区建设、社区评估与干预、个体心理和行为干预、跨组织合作和跨专业合作、社会保障和社会组织等方面的课程，以便全科医生基本具备了解社区及社区成员，评估社区健康问题并动员和组织社区实施健康干预的知识和能力。

第三节　社区卫生服务治理化改革的环境制约及对策

一、社区卫生服务治理化改革的社区环境制约及对策

（一）社区卫生服务治理化改革与社区治理环境的相互影响

任何一项社会行动都是在一定的社会生态环境中发生的，社会行动既对其所

处的社会生态环境产生影响同时又受社会生态环境的制约。社区卫生服务治理化改革行动发生在社区之中，社区是社区卫生服务治理化改革行动的直接环境，社区卫生服务治理化改革与社区治理化改革之间存在着密切的相互影响关系。

一方面，社区卫生服务的治理化改革与社区治理化改革之间具有相互促进的关系。从本质上讲，社区卫生服务治理化改革是社区治理化改革的一个组成部分，两者都是以社区促进社区治理化发展为目标、以社区资源为基础、以社区行动为手段。两者的区别仅仅在于两种改革的首要目标稍有差异，社区卫生服务治理化改革的首要目的旨在消除或减少影响社区健康的非生物医学因素，维护和促进社区健康，而社区治理化改革的首要目的则在于建构社区治理文化、治理结构和治理能力，最终实现社区公共事务的治理化。社区治理化改革促进社区治理环境的形成，这无疑有助于社区卫生服务治理化改革的进行。反之，社区卫生服务治理化改革以社区成员关注的健康问题为切入点，动员和组织社区成员开展卫生治理行动，培养社区成员的治理意识和治理能力，这亦无疑有助于社区治理化改革的推进。

另一方面，社区卫生服务的治理化改革与社区治理化改革之间具有相互制约关系。社区卫生服务的治理化改革离不开社区治理文化、治理结构和治理能力的支撑。要在一个缺乏治理、治理结构和治理能力的社区内开展社区卫生服务的治理化改革，就需要从头做起，宣传、培养社区成员对社区治理价值的认同、培养社区治理结构和治理能力。反之，社区治理化改革也需要社区卫生服务的治理化改革。随着社区治理化改革的推进，社区治理意识和治理能力的提高，社区治理的公共领域必然随着扩展。社区卫生服务是社区公共事务之一种，属于社区治理领域。如果社区卫生服务不主动适应社区治理环境的变化，及时开展治理化改革，不仅会影响社区治理化改革的整体水平，而且会导致社区成员的不信任、不满意、得不到社区成员的支持，最终将无法实现维护和促进社区建设的根本目的。

（二）社区卫生服务治理化改革的社区环境制约

社区卫生服务治理化改革与社区治理改革之间的相互影响关系表明，虽然可以通过社区卫生服务的治理化改革推进社区治理化改革，但社区卫生服务治理化改革离不开社区治理化改革的环境支撑。当前，我国的社区治理化改革虽然已经取得一定成效，但是还存在以下主要问题影响社区卫生服务治理化改革的开展。

首先是社区治理结构尚在发育中之中。虽然市场化改革催生了社会利益的多元化，并进而引发国家与社会之间的分化，但是由于我国过去实行的是行政一统的社会管理制度，国家与社会的分界尚不清晰，政府部门特别是基础政府部门还习惯于运用行政的方式管理社区，致使社区组织和社区事务被行政化，因而阻碍了社区多元治理结构的发展。此外，长期的行政一统的社会管理制度致使社区群体和社区非政府组织发育不良，社区居民处于各自孤立的原子化状态，致使社区居民难以对社区事务形成影响力并进而挫伤居民参与社区事务的积极性。

其次是缺乏领袖型社区治理人物。在社区的治理化进程中，领袖型人物是一个影响治理化进程的重要因素。社区领袖是指那些把社区发展视为自己的人生最高价值目标，具有敏锐的洞察力、能够及时发现社区需求，具有杰出的社区动员和组织能力、能够发起社区行动以解决社区问题满足社区需求的社区成员。领袖型社区治理人物在社区治理化发展进程中，具有传播社区治理价值，发现社区问题、发起和组织社区治理行动，推动社区治理结构的形成等多种功能。然而，由于我国过去实行的行政一统的社会管理体制致使社区领袖的发展史被中断，致使目前社区中严重缺乏社区领袖型人物。

最后是社区治理文化发育程度低。从计划经济时代的集体本位到市场经济的个体本位是一次巨大的价值观念的改变，然而社区治理需要的不是从一个极端走向另一个极端而是两者之间的相对平衡。受市场化经济制度和西方少数国家输入的极端个人主义文化的影响，社区居民的邻里意识、社区意识淡漠，缺乏对邻里、社区的价值认同，社区内的营利性组织更是如此。一些社区居民视宠物狗为儿子、女儿却不识对门邻居的现象可谓是极端个人主义文化的行为表现，而近年来频繁发生的广场舞冲突可以说是极端个人主义文化在社区内的群体性暴发。

（三）推动社区治理化改革的对策建议

为了给社区卫生服务治理化改革创造一个良好的微观环境，在社会发展取向上需要深化社区治理改革，推进社区治理进程。为此，需要以以下三个方面为重点开展社区治理改革工作。

首先是逐步制度化政府与社区的分工。为了促进社区的发育和逐步独立，需要在明晰政府与社区的分工基础上把两者的分工制度化以便释放出被行政化的社区行动领域，同时防止社区组织被行政化。凡是社区事务，即使是政府组织参与，也应该遵循社区治理原则而不是政府的行政管理原则。反之，所有政府的事务只要涉及社区，也都应该逐步扩大民主程度，吸收社区居民、群体、组织参与使之能够在政府事务中反映社区的意愿。如此改革，将推进社区和政府之间的治理结构之形成。

其次是加强领袖型社区治理人物的培养工作。领袖型社区治理人物的产生有两种基本方式，一是由社区生活的自然发展史过程孕育而生，另一个则是通过有计划有组织的社会培养产生。为了适应社区治理化改革之需要，需要开展领袖型社区治理人物的培养工作。具体来说，可以通过和国外的相关培训组织、国内的相关研究机构协作创办领袖型社区治理人物培训基地、或在高校、研究机构内设置培训机构，在社区工作积极分子中择优招募并进行培训，并在后续制度上给予领袖型社区治理人物相应的报酬以便能够助其专心与社区治理化改革工作。

最后是加强社区治理文化建设工作。社区治理文化建设是社区治理化改革的灵魂之所在，也是社区治理化改革的精神动力之所在。强化社区治理文化建设，首先要明确社区治理文化的要旨在于倡导和培育社区成员之间互帮互助、共同创建美好社区的价值观点，这是一种教化过程，而不能把娱乐、逢迎社区成员作为社区治理文化建设。以此为出发点、基本方向和标准，策划和实施社区治理文化建设项目，通过项目培养社区治理文化组织、群体和居民个人，最终实现社区成员对社区治理文化的自觉认同。

二、社区卫生服务治理化改革的公共政策环境制约及对策

（一）社区卫生服务治理化改革与公共政策环境的相互影响关系

社区卫生服务治理化改革的要旨在于减少或消除妨碍社区成员健康的非生物学原因或生物学原因之背后的原因。这些原因直接表现为社区成员个体的行为因素或社会地位、社会环境因素，但对社区成员的行为、社会地位、社会环境因素具有重要影响作用的则是社会的公共政策。因此，这些原因很大程度上可以归结到公共政策层面，相对于作为卫生服务治理行动之微观环境的社区而言，公共政策也就构成了社区治理化改革的宏观制度环境，社区卫生服务的治理行动与公共政策之间存在相互影响关系。

一方面，公共政策通过规范社区成员的行为或分配公共利益对社区卫生服务治理行动产生几乎决定性的影响。公共政策的核心功能是分配公共利益、规范社会行为。无论是分配社会利益还是规范社会行为都有可能直接或间接对社区卫生治理行动产生有利或不利影响。例如，鼓励社区卫生服务治理行动的公共政策可能给社区卫生服务治理行动提供制度性的激励和资源帮助，基于相反目的的公共政策则会限制或妨碍社区卫生服务治理行动的发生。除了这类直接调节社区卫生服务治理行为的公共政策外，还有大量的公共政策会以间接的方式对社区卫生服务治理行为产生影响。例如，那些扩大阶层差距的社会分配政策将直接影响社区内分属于不同阶层的成员之间的合作，从而不利于发起社区卫生服务治理行动。反之，那些旨在缩小阶层差距的社会分配政策则有助于社区内分属于不同阶层的成员之间的合作，从而有利于发起社区卫生服务治理行动。

另一方面，社区卫生服务的治理行动也通过改变社区成员的观点、行为而对

公共政策产生影响。如果社区卫生服务治理行动所倡导的价值或行为与公共政策一致，将有助于公共政策的落实。例如，如果社区发起以禁烟为目的的卫生治理行动，那么这样的卫生治理行动实质上就构成了国家禁烟行动的一个部分，这无疑会推动国家禁烟政策的落实。反之，如果公共政策对社区健康产生负面影响，社区治理行动将通过制度化的途径要求对有关公共政策实施改革，从而推动公共政策的优化。例如，如果社区发起以抵制环境污染为目的的卫生治理行动，这样的卫生治理行动也必将会对那些不注意保护环境的经济发展政策产生压力并推动政策的改革。

（二）社区卫生服务治理化改革的公共政策环境制约

虽然进入21世纪以来，我国的社会发展目标已经从过去的单纯强调经济发展转向经济、政治、社会、文化、生态的整体协调发展，有利于社区卫生服务治理化改革。特别是前不久召开的中共十八届三中全会，更是明确地把推进国家治理体系和治理能力现代化作为改革的总体目标。但是，这个转变毕竟不是那种可以毕其功于一役的事，而是一个渐进的过程。因此，当前社区卫生服务治理化改革还面临以下方面公共政策的环境制约。

首先是公共政策的激励性不足。由于我国在过去相当长的一段时期内实行行政一统的社会管理方式，致使社会的自主能力受到严重的削弱。改革开放后，虽然社区建设在总体方向上是沿着社区自治的方向，但是出于方便行政工作、社会稳定以及其他目的，政府特别是基层政府在社区自治问题上总体上还是持犹疑的态度，对社区自治持消极态度。有些基层政府部门甚至有意无意地阻碍社区自治的进程。一方面是柔弱的社区自治能力需要公共政策的激励才能健康快速的发展，一方面是公共政策对社区自治发展的犹疑，这是当前妨碍社区自治发展的主要原因之一。治理型社区卫生服务属于社区自治领域，没有社区自治能力的发展就没有治理型社区卫生服务的发展。因此政策激励不足也是妨碍社区治理型社区卫生服务发展的主要原因。事实上，有相当多的社区卫生服务人员在工作中都能认识到社会环境原因对健康的重要性，也认识到社区卫生服务治理行动的必要性。但是由于缺乏政策引导和激励，他们一般都选择不行动。

其次是公共政策的回应性不足。治理型社区卫生服务要通过治理行动消除或减少影响社区健康的社会原因，这必然涉及相关政策的回应性问题，因为影响社区健康的社会原因背后是政策原因，如果政策不做出相应的回应，社区卫生服务治理行动则可能以失败告终，挫伤社区成员发起或参见卫生治理行动的积极性，阻碍社区卫生服务治理化改革的进程。例如，社区发起以增加居民健身运动为目的的卫生治理行动。这个行动在社区层面必然要求社区增加运动场地、增设器材等，而这有可能牵涉到社会福利政策的改革问题。此外，上述行动还可能影响到居住环境规划政策，目的是在居住规划政策层面把居民的健身运动纳入规划政策中。虽然目前我国公共政策在出台前都会有一个咨询或听证过程，但是由于参与咨询听证的只是少数个人，难以代表社区的健康需求，也不能及时对社区的健康需求做出及时、准确的回应。

最后是不同部门的公共政策之间的协调性不足。人群的健康绝不只是卫生部门单独行动的结果，它是全国范围公共卫生行动的结果，在全球化程度日益提高的今天，健康甚至受到邻国乃至遥远的他国的影响。从一个国家的角度讲，健康在很大程度上取决于一个国家的社会和经济因素，因而也取决于卫生部门之外的政策和行动。然而，国家的不同政府部门承担不同的职责，它们思考问题的视角也受职责限制，制定公共政策的过程中放在第一位的是如何履行部门职责，健康或其他目标都在其次。这样，各个部门制定的公共政策对健康的影响就各不相同甚至是完全相反的。例如，环境保护部门从保护环境的角度可能出台政策限制一些产业的发展，而经济部门从发展经济的角度，却可能放任甚至出台政策鼓励这些产业的发展。再比如，卫生部门从健康的角度倡导禁烟和限制饮酒，而经济部门则可能会放任乃至鼓励烟酒生产和消费。这种相互矛盾的政策必然妨碍不同部门、组织、群体之间的合作共治关系的形成。我们承认，在相当多的情况下，健康并非必然是所有公共政策的第一目标，因此不同部门的政策对待健康问题有差异甚至有矛盾是可以理解的。但是，如果能够相互协调，充分权衡利弊，谋求平衡，则无疑有助于卫生治理行动，有助于全社会的协调健康发展。

（三）推动公共政策健康化发展的对策建议

社区卫生服务治理化改革不仅需要社区治理化改革的支持，而且需要更为宏观的公共政策改革的支持。为了给社区卫生服务治理化改革创造更加有利的宏观政策环境，今后的公共政策过程需要在以下方面做出努力。

首先是在改善公共政策的激励性不足的方面。相关公共政策部门首先需要在思想上弄明白社区治理是激发社会活力，推动社会发展的基本路径。社区治理不是要摆脱政府的控制而是社会和政府一起共同实施社会治理，是替政府分担责任。善治不仅不会削弱政府的权威反而会提升政府的权威。在此基础上，相关公共政策部门需要把有关社区治理的公共政策从过去的逐步放开社区治理转向激励社区治理（鲍•罗斯坦，2011）。具体来说，就是通过政策规定为社区治理提供治理空间和治理对象，让社区参与公共政策、社区事务成为真正的、有意义的参与而不是符号式参与，不仅为社区治理提供治理空间和治理对象，而且为社区成员参与和实施社区治理提供资源和能力的支持。例如，可以设立政策性社区治理改革基金，为社区治理行动提供经费扶持。可以设立政策性的教育培训机构、基地或者与研究机构、教育机构联合，有计划、分批次地为社区治理化改革培训所需的社区领袖人物。还可以设立制度性的社区治理改革专项研究基金，为开展社区治理改革研究提供经费支持。相对于自下而上的社区治理改革努力，自上而下的政策推动对社区治理改革的推动作用是巨大的，这样的政策改革无疑将会加速社区治理化改革进程，从而带动社区卫生服务的治理化改革。

其次是在改善公共政策的回应性不足方面。政策部门可以通过细化政策过程来提高政策的回应性。一般而言，政策回应性是指政策的实施对政策对象的需求的满足程度，因此，提高政策的回应性包括两个方面，一是政策对象的需求能够及时反映到决策者面前，二是政策对象的需求能够对政策过程产生决定性作用（克莱姆·布鲁克斯和杰夫·曼扎，2011）。为了缩短政策对象的需求反映到决策者面前的时间，增加政策回应的及时性。可通过深化、细化政策对象反映自己需求的程序和途径，多样化、便捷化、公开化反映途径，制度化回应时间等方面加以改进决策程序。为了保证政策对象的需求能够对政策过程产生决定性作用，可以扩大政策对象参与决策的广度和深度。参与决策的广度是指参与决策的政策对象的代表性，参与决策的深度是指政策对象在决策过程中在多大程度上拥有知情权和平等表决权。通过扩大政策对象参与决策的广度和深度可以有效地保证政策对象的诉求最大限度地转化为政策目标。

最后是在改善公共政策的协调性不足方面。首先需要公共政策部门在制定政策的过程中明确地把保护国民健康作为政策目标之一，虽然健康可能并不是特定政策的首要目标，也需要从全局的角度，在政策的首要目标和健康目标之间进行必要的权衡，因为，在有些情况下国民健康价值受损最终结果可能会抵消政策要实现的首要目标，例如，在以牺牲环境为代价的追求经济总量增长的发展政策条件，单纯从经济生产部门的角度看，经济总量的确是增长了。但从整个社会的角度看，增加的经济收入可能会花费到因环境污染而造成的疾病治疗或污染治理方面，有时增加的经济收入甚至还不足以抵消因环境污染而造成的疾病治疗或污染治理所需的费用。为了避免这样的情况发生，或者为了在公共政策中更好地体现国民健康价值，需要在不同的政策部门之间建立磋商机制，从维护国民健康的角度对公共政策的健康影响进行评估，以取得政策之间在政策目标上的协调。按照世界卫生组织的建议，可以对所有公共政策进行“健康影响性评估”或“卫生公平性影响评估”以便尽可能减少或消除公共政策给国民健康造成的不必要的损失。

参考文献

鲍·罗斯坦. 2011. 创造政治合法性：选举民主与政府治理水平. 杨锋，马得勇译. 经济社会体制比较(双月刊), (4): 178-185.

郭庆松. 2008. 试论绩效管理的战略管理功能. 中国人力资源开发, (10): 94-96.

克莱姆·布鲁克斯, 杰夫·曼扎. 2011. 发达的民主国家中社会政策的回应性.季蕾译. 经济社会体制比较(双月刊), (3): 53-65.

马克思,恩格斯. 共产党宣言 马克思恩格斯选集. 第 1 卷.北京: 人民出版社, 1976: 256.

杨占营. 2003. 治理理论、新公共管理与中国治道变革.探索,3: 37~40.

俞可平. 2008. 中国治理变迁 30 年(1978-2008). 吉林大学社会科学学报, 48(3): 5-17.

赵拥军, 唐军, 冯学斌. 2010. 21 世纪临床医学专业全科医学方向本科教育中课程体系的建设与实践. 中外医疗,(3): 124,125.

中共中央关于构建社会主义和谐社会若干重大问题的决定.2006.http://cpc.people.com.cn/GB/64093/64094/4932424.html.[2010-6-3]

第七章 社区卫生治理能力建设

社区卫生服务治理化改革的目的是要建立治理型社区卫生服务，社区卫生治理能力是治理型社区卫生服务的基础和核心，建设治理型社区卫生服务的实质就是培养社区治理卫生问题的能力，其基本方法就是开展社区卫生治理行动，在治理行动中培育治理能力，同时改善社区卫生状况。

第一节 社区卫生治理能力及其主要构成要素

一、社区卫生治理能力的定义

随着治理理论的兴起，治理能力建设成为发展的一个重要目标，政府治理能力建设、公司治理能力建设、区域治理能力建设、社区治理能力建设等都成为发展研究的热点问题和相关实践领域的工作重点。但究竟什么是治理能力，少有学者给出明确的定义。联合国开发计划署对“能力”的定义是：能力是个人、组织和社会发挥其功能、解决问题、设定和实现目标的能力。能力开发是指持续地创造、使用、保持能力以便减少贫困、增强自立、改善人民生活的过程（United Nations Development Program， 1998）。在这个广为接受的权威性的定义中虽然没有明确提出“社区”概念，但“社区”包含在“社会”之中，是社会的基本构成单元。在卫生领域，美国疾病控制和预防中心（CDC）把社区能力定义为“影响社区识别、动员和处理公共卫生问题的能力”（Goodman et al.，1998），上述两个定义都是从行动或行动的功能视角定义“能力”的，其优点在于抓住了能力的根本特征，即能力存在于行动中并以行动为自己的表现方式。但是这样的定义也有不足之处，那就是它们并没有揭示出能力的构成要素，给“能力”建设留下太多的模糊空间。美国芝加哥大学社会工作研究专家 R. J. 查斯金（Chaskin， 2001）在既往研究文献的基础上结合自己的研究案例为“社区能力”概念下了一个一般性的定义，即社区能力是指那些存在于社区之内、能够被用来解决集体问题、维持或提高社区福利的人力资本、组织资本和社会资本的互动过程。社区能力通过正式或非正式的社会行动实现其功能，社区能力的发挥涉及社区内的个人、组织和存在于社区内部以及社区与外部社会之间的网络。这个定义增加了社区能力的构成要素，即各种资本，并把“能力”视为各要素互动的过程，弥补了前两个定义的不足。到目前为止，这个定义被认为是最具有权威性的，其后有关社区能力的研究大多数是以该定义为基础的，或加以补充、或加以限定以适应不同社区项目的需要。但是，深入思考之下就会发现该定义仍然存在不足之处，那就是该定义把反映社区能力的资源要素限定在社区内部，这样就把社区利用外部资源的能力排除在社区能力之外了。

尽管在我国的社区建设运动中社区卫生治理能力也是重要的政策话语之一，但是直至目前为止，社区能力概念还没有成为任何一种社区建设理论的基本理论概念，在浩如烟海的社区建设研究文献中只有极其零星的论述或初步的研究。例如，刘继同（2003）在阐述我国社区建设目标时，介绍了西方社区发展理论对社区目标的区分，即过程目标和任务目标。前者主要是从改变人们的信心、知识、技巧或态度角度界定的，而后者则主要是从改变物质状况与社会环境角度界定的，并提出我国社区建设目标是过程与任务目标的有机结合，是发展社区福利、提升社区意识和能力建设目标的高度整合。再如，王思斌（2000）也曾深刻地指出：“从社区建设的本质和社区持续发展的角度看，它是一个内在发展过程，其中包括社区成员的社区意识的增强、社区资源的挖掘与合理配置、社区成员参与社区公益活动的积极导向、社区成员对于社区的责任感和承担力的增强等。这些都是增能的过程”但是，他们都仅仅是提到社区卫生治理能力而没有进一步的研究。比较具体一点的研究有郭强等（2006）提出的“社区的自治能力”概念，认为：“社区的自治能力主要可以从经济能力、管理能力、认知能力和个人素养等以下几个方面加以衡量。”并进一步指出：经济能力是“指在整个社区范围内可由社区、社区单位、社区组织或社区居民个人自由支配的可用于整个社区建设的物质资源规模。”管理能力主要指“社区居民及社区组织成员提高管理水平，实现自我管理的能力。”认知能力和个人素养主要指“社区居民和社区组织成员的知识、劳动技能水平以及对社区的认同感。”王瑞华（2007）则对社区自组织能力进行了专门的研究，他认为：“它是指社区组织和机构，在适应社会环境变化，并与其他社会组织协调共生的过程中，通过自身努力促使自身组织结构不断进化，组织机制与功能不断优化，进而实现自我生存、滚动发展、逐渐完善、不断壮大的能力。”社区自组织能力有三个方面的能力构成，即：①整合资源与共识的能力；②化解冲突与促进和谐的能力；③自我适应与现实创新能力。

从上述国内外有关社区能力的定义中可以看出，社区能力的定义包括资源和行动两个方面的要素。因此，我们把社区卫生治理能力定义为：社区成员界定社区卫生问题、筹集和使用相关资源、发起治理行动解决社区卫生问题、促进社区健康状况的行动能力。社区成员是指社区内的居民个人、群体、组织。社区卫生治理活动不排除社区外部力量的介入但外部力量只能是援助角色。此外，这个定义强调指出社区卫生治理能力是指“治理行动”能力而非行政或市场行动能力。

在社区内，既有行政性行动也有市场性行动，但它们所体现的能力不属于社区卫生治理能力。

二、社区卫生治理能力的核心类型

社区卫生治理能力是一种综合性能力，依据不同的标准可以把社区卫生治理能力分解为不同类型的能力。例如，依据社区卫生治理的目标，可以把社区卫生治理能力分解为提供社区卫生产品或服务的能力、改变社区环境的能力、形成和改变公共政策的能力；依据社区卫生发展的不同阶段，可以把社区卫生治理能力分解为社区卫生服务再生产能力、社区卫生服务维持能力和社区卫生服务发展能力；依据社区卫生治理过程，可以把社区卫生治理能力分解为发现问题的能力、自组织能力和决策能力、资源筹集和使用能力、治理行动评估能力。

从社区卫生治理行动阶段角度看，社区卫生治理行动可以分解为如下循环递进的三个基本阶段，即：发现问题阶段——解决问题阶段——行动评估（发现问题阶段），这三个阶段分别对应于社区卫生治理能力的三种核心类型，即：反思能力、组织能力、资源能力，三种核心能力的关系见图 7-1。

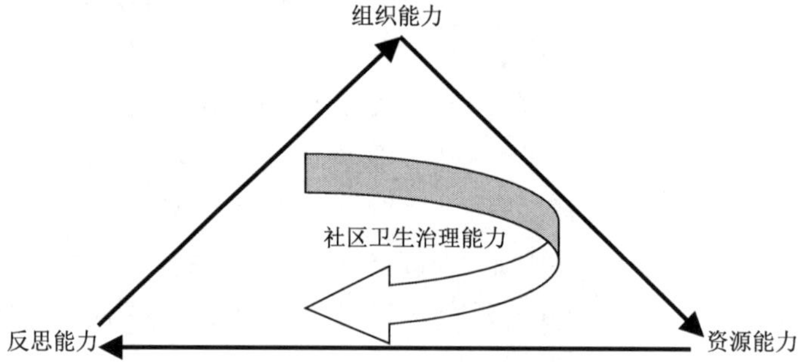

图 7-1　社区卫生治理能力的核心类型

反思能力：是指社区成员基于社区价值、权利和义务、卫生科学知识等对社区公共卫生问题、社区卫生治理行动的认知和评估能力。反思能力以社区价值、社区意识（权利和义务意识）和社区成员的受教育水平为核心要素。社区价值为反思提供价值标准，社区意识为反思提供动力，而社区成员的受教育水平则不仅影响着社区成员对社区价值、社区意识的理解，而且直接决定着社区成员对社区卫生治理具体过程，以及他们在社区卫生治理过程中所承担的角色的理解和把握。要反思就不可能没有反思的对象，而社区反思能力的对象则是社区卫生治理能力的全过程和全部构成要件，以及社区与国家、市场之间的结构关系。反思能力的功能不仅在于通过反思发现并提出社区卫生问题，进而引发社区卫生治理行动，而且在于通过反思社区卫生治理行动的全过程，使得社区卫生治理行动趋于更加合理从而提升社区卫生治理行动能力。

组织能力：是指社区成员通过协商形成有组织的、高效的行动体系的能力。组织能力以组织知识、技能和经验为核心要素，以社区成员、社区组织和社区网络为载体，其中社区精英在社区组织能力中最为重要。社区精英通常是社区问题的发现者、传播者，是社区利益和社区情感的阐释者和代言人。在社区组织过程中，社区精英是社区成员团结的核心和组织的发起者、实施者。在社区卫生治理行动过程中，社区精英通常承担重要角色，对社区卫生治理行动的方向和结果产生重要影响。此外，各种社区群体、社区组织以及它们之间的合作网络的存在也可以降低组织成本，提高社区组织能力。组织能力的主要功能是使社区成员和资源从分散状态走向有组织的状态，形成合力，更加有效地解决社区公共卫生问题或提高社区整体的福利水平。

资源能力：是指社区卫生治理主体筹集和合理使用资源的能力。资源能力主要由社区拥有的自然资本、物质资本、人力资本和社会资本为核心要素，它以社区内的资源为主体，同时也包括社区卫生治理中能够筹集的社区外的各种资源。虽然资源本身并不直接等于社区卫生治理能力，要在社区卫生治理中才能转化为社区卫生治理能力，但是如果没有相应的资源，那么社区卫生治理能力也就失去了存在的前提和载体，社区卫生治理也将因缺乏必要的资源而失败。因此，资源能力的主要功能是为社区卫生治理提供资源保障。资源筹集的最终目的是运用，能否有效运用筹集的资源是影响社区卫生治理目标实现程度的重要因素。资源的运用能力主要受以下三个因素的影响：对资源本身的认识和理解，对运用资源要实现的目标的认识和理解，对资源和目标之间的关系的认识和理解。

反思能力、组织能力和资源能力构成了社区卫生治理的核心能力，也是在治理型社区卫生服务建设中需要重点建设的内容。但是它们并不是可以相互独立存在的三种能力，而是社区卫生治理行动能力在社区卫生治理不同阶段的三种表现。反思能力不能脱离组织能力和资源能力而独立存在，因为组织能力和资源能力本身就是反思的对象。不仅如此，反思是为了行动，离开资源能力和组织能力，反思也就成了空想；组织能力也不能脱离反思能力和资源能力而独立存在，反思能力不仅提供了组织的动因和动力，而且是使组织趋向合理，组织能力得到提高的保证。从组织的对象来看，组织不过是对各种资源的组织，因此组织能力也不可能脱离资源能力而存在；资源能力本身也同样不能离开反思能力和组织能力存在，资源只有在被运用到社区卫生治理行动过程中时才能获得其作为社区卫生治理行动资源的属性，而社区卫生治理行动是反思能力和组织能力的具体体现。从社区卫生治理行动的展开来看，反思能力、组织能力和资源能力依次展开并循环上升，构成了社区卫生治理行动能力循环发展的基本道路。

三、影响社区卫生治理能力的主要因素

虽然社区卫生治理能力存在于社区卫生行动之中并通过社区卫生治理行动表现出来，两者具有一体两面的同构关系，但两者也并不是完全相同的。社区卫生治理行动只要具备了行动的基本结构要素（行动者、行动资源、行动机制、行动对象）就能够形成，而社区卫生治理行动能力则代表着通过社区卫生治理行动实现特定目标的可靠性水平，是行动者、行动资源、催化因素、组织原则、行动的权利空间等相互作用而形成的功能效应。因而受到行动者、行动资源、催化因素、组织原则、行动的权利空间等多种因素以及这些因素之间交互作用的影响，相同类型的社区卫生治理行动会表现出不同的社区治理行动能力。

行动者：对社区卫生行动能力构成直接影响的是社区卫生治理者的数量和质量。从数量方面来说，社区卫生治理行动参与者的数量越大，社区卫生治理行动能力也就越大。从质量方面来说，社区卫生治理者的社区认同意识、社区义务意识、相关知识、技能、经验、技能等越丰富，社区卫生治理能力相应地也就越大。社区卫生治理者的素质和能力不仅作为行动的资源对社区卫生治理行动能力产生影响，而且在通过筹集、配置、使用资源的过程影响社区卫生治理能力。例如，行动者的质量越高，能筹集的资源就越多，越能在卫生治理行动中合理地配置资源，越能更加有效地使用资源。

行动资源：资源是能力之本，能力不过是资源集合体实现特定目标的能力。没有一定数量的资源，社区卫生治理行动就不可能获得成功，社区卫生治理行动能力的水平也就受到限制（Grant， 1991）。从社区卫生治理行动所需资源的种类角度看，社区卫生治理行动所需资源可以划分为物质资源、货币资源、人力资源以及由人财物形成的组合体如社会网络资源和制度资源。尽管不同的社区卫生治理行动中，对不同类型的资源需求程度也不一样，但一般而言，任何类型的社区卫生治理行动都需要不同类型的资源组合，任何一种行动都不可能由单一类型的资源构成（Stone and Hughes， 2002）。例如，即使是召开一次社区卫生问题议事会，也至少需要人力资源（有人参与）和物质资源（议事会场所）。因此，资源的数量和类型是影响社区卫生治理能力的重要变量，资源数量越多，资源类型越齐备，社区卫生治理能力也就越大。

催化因素是指激发或推动社区卫生治理行动发生的那些因素。催化因素可以粗略地划分为被动性和主动性两类。被动性因素是指不利于社区健康的因素的积累以及不利后果的逐渐显现，随着越来越多社区成员受到这些不利因素的影响，最终激发相应的社区卫生治理行动。例如，随着社区居民饲养宠物的数量增多，宠物对社区环境卫生的不利影响也越来越大，最终将激发社区成员就宠物对社区环境影响的管理问题展开卫生治理行动。主动性因素还可以细分为两类，一类是

指社区整体生活水平的提高引发社区成员对卫生水平的要求的提高，二是指新的预防或健康促进知识的传播，这两类因素都能激发社区成员主动发起预防性或健康促进性的社区卫生治理行动。

组织原则：社区卫生治理行动的组织原则是指在治理行动过程中建构不同主体之间互动模式的基本原则。社区卫生治理行动中不同主体的互动模式是影响治理能力的重要因素，而社区行动的组织原则则是社区卫生治理行动中不同主体之间的互动模式的决定因素。沟通理性是社区卫生治理的组织原则也是社区卫生治理能力要素的结合机制。协商民主通过理性论证的力量在参与者之间形成行动共识，让参与者自觉地在社区卫生治理中接受与其能力相适应的角色，从而最大限度地发挥行动者的主观能动性，提升社区卫生治理的整体能力。相反，任何不利于沟通理性的因素都将会妨碍社区成员的利益表达，并阻碍他们的团结协作和主观能动性的发挥，从而降低社区卫生治理能力的水平。因此，社区卫生治理的组织机制越接近理想的沟通理性，社区卫生治理能力也就越大，反之则越小。

行动的权利空间：社区卫生治理行动的权利空间是指法律法规赋予社区成员可以处理或参与处理的事务的范围和权限。社区的全部社会空间可以划分为三个部分，即行政空间、市场空间和社区空间，这里所说的“空间”即处理事务的权利范围。社区卫生治理能力总是在对象性行动中形成和发展的，离开实际的卫生治理行动空间，社区卫生治理行动便无法发生，社区卫生治理能力也无法形成。社区权利空间越大，社区可以做的事务越多，社区卫生治理能力的发展也就越快。相反，社区权利空间越小，社区可以做的事越少，社区卫生治理能力的形成和发展也就越慢。虽然改变社区卫生治理行动权利空间也是社区卫生治理行动的一个基本类型，但是在一般情况下社区卫生治理行动都是在法律赋予的权利空间范围内进行。因为改变社区卫生治理权利空间的行动除非得到国家权力部门授权、认可或默许，否则都会因为遭到国家权力部门的制止而导致社区卫生治理行动的失败，进而打击社区成员的信心，迟滞社区卫生治理行动能力的发展。

四、社区卫生治理能力的价值特征

社区卫生治理能力并不是一种与价值无涉的、能够被任意使用的工具性力量，治理理论内在的平等、民主和自由是社区卫生治理能力的价值特征，这种特征是由社区卫生治理的组织机制和组织方式来保证的。

首先，社区卫生治理行动的组织化机制是协商民主，协商民主要求社区卫生治理的所有参与者平等地阐述自己的利益、观点和理由，用理性论证的力量而不是其他的力量去影响或改变其他参与者。协商民主还要求参与者虚心听取其他参与者的陈述，根据最具说服力的信息修改自己的观点，并接受其他参与者对自己意见的批判性审视。

其次，社区卫生治理行动的组织方式是开放式的。所谓的开放式组织方式就是指在社区卫生治理的全部过程中对全部利益相关者开放，利益相关者既可以自由地参与社区卫生治理又可以自由地退出社区卫生治理，不受任何外在的强制，决定利益相关者选择的唯一力量是基于协商民主机制而产生的道德义务。开放的组织方式保证了社区卫生治理能力的价值特征。

最后，社区卫生治理行动的组织活动是公开的。社区卫生治理是公开的地域性集体行动，为了获得最大限度的社区参与，社区卫生治理的前期行动主要是宣传。通过宣传使得社区问题、社区卫生治理的价值等得到社区成员的认同，通过宣传使得社区卫生治理得以形成、得到更多的支持和参与。

社区卫生治理的民主协商机制和公开、开放的组织活动方式保证了社区卫生治理能力的平等、民主和自由的价值取向。这种价值取向能够保证社区卫生治理能力不会被用来损害其他任何组织的合法利益和权利，能够促进社区内部、社区和外部组织之间的和谐相处，共同发展。

第二节　社区卫生治理能力建设的一般原则

社区卫生治理能力建设是一个有目的、有计划地推动社区卫生治理能力形成和提高的行动过程，本质上是对社区变迁方向和变迁速度实施干预的过程。因此，正确处理社区卫生治理能力自身的发展规律和外部干预活动之间的关系是保证社区治理能力建设获得成功的前提条件。尊重客观规律，在客观规律的基础上发挥主观能动性是唯物辩证法的基本原则，按照这一原则的要求，社区卫生治理行动能力建设必须符合社区治理能力自身的发展规律。社区卫生治理能力建设的基本原则在本质上不过是社区卫生治理能力自身的发展规律在社区卫生治理能力建设过程中的具体体现罢了。从有利于社区卫生治理能力发展的角度看，社区卫生治理能力建设应该遵循以下基本原则。

一、自 治 原 则

社区卫生治理能力建设的自治原则就是要求在建设社区卫生治理能力过程中，坚持社区主体地位的独立性。具体来说，自治原则要求在社区卫生治理能力建设过程中，从能力建设的切入点的选择、过程控制直到结果评估，都必须尊重社区成员的主体地位，任何外部组织和机构都不应该利用自身的地位或力量妨碍社区成员的决定权。当然，这并不是说外部力量在社区卫生治理能力建设过程中就不能发挥自身的影响，而是说影响力的发挥只能通过理性论证的力量来改变社区成员的集体选择。自治原则是由社区本身在宏观社会结构中的基础性地位决定的。在社区、国家和市场的三者关系中，社区发展是目的，国家与市场只不过是服务于社区发展的历史性手段罢了。不仅在人类社会早期不存在国家与市场，而且，按照马克思主义的社会发展理论，在未来的共产主义社会也将消灭国家与市场。从大社会的结构关系变迁角度看，社区建设的根本目的就是要理顺社区与国家、市场之间被扭曲、被异化的关系，恢复社区的基础性和目的性地位。因此，社区卫生治理能力建设的根本目的就是促进社区自身的可持续发展，社区卫生治理能力本身就是建设行动的目标，而不是社区为了完成来自于外部组织的项目、计划的手段，而自治原则正是上述精神的集中体现。

二、行动原则

社区卫生治理的行动原则是指在社区卫生治理能力建设过程中，社区卫生治理行动既是社区卫生治理能力建设的根本途径，同时也是社区卫生治理能力建设的根本目的。社区卫生治理能力并不是其各种构成要素的静态简单聚合，而是由各种构成要素组成的动态有机系统，这个系统只有在社区卫生治理行动中才能真正形成。因此，发起、组织、实施社区卫生治理行动，是社区卫生治理能力建设的根本途径。在社区卫生治理能力建设过程中，不能简单地向社区输入资金或直接为社区进行物质基础设施建设，也不能简单地提供卫生保健知识的培训，也就是说要把对社区卫生治理能力要素的建设融合到社区卫生治理行动中去，并通过社区卫生治理行动来发展社区卫生治理能力的构成要素。因为只有在社区卫生治理行动中，以资金、物质或其他形态存在的要素才能成为社区卫生治理能力的构成要素，社区卫生治理能力也只有在社区卫生治理行动中才能真正表现出来，社区卫生治理能力越高，社区卫生治理行动对社区发展的推动作用就越大。从这个角度讲，社区卫生治理行动本身就是社区卫生治理能力建设的最高目的，因此通过社区卫生治理行动建设社区卫生治理能力是社区卫生治理能力建设的基本原则之一。

三、参与原则

社区参与原则是指在社区卫生治理能力建设过程中要尽可能动员和争取社区成员的最大限度的参与和实质性的参与。所谓最大限度参与就是在社区卫生治理能力建设过程中，要保证所有社区成员的参与权利并致力创造条件和机会以促进社区成员的实际参与。所谓实质性参与就是在社区卫生治理能力建设过程中，要保证社区成员的主体地位，保证他们在社区卫生治理过程中的最终决定权，而不是把社区成员置于被领导、被决定的地位。参与原则是自治原则的具体化，是培养社区意识，提高社区卫生治理能力，解决社区卫生问题，实现社区自我发展的根本原则。没有社区参与的所谓社区发展，也就不会有社区卫生治理能力的形成，这不仅会导致社区对外部援助的依赖性，不利于培养社区自我发展精神，而且容易导致社区被外部力量侵蚀和控制。

四、平 等 原 则

平等原则是指在社区卫生治理能力建设过程中，所有参与者在社区卫生治理过程中都处于平等的地位，参与者在经济能力、社会声望、政治权力或其他方面的差异不应该导致他们在社区卫生治理能力建设过程中的权利的不平等。当然，平等原则并不意味着在社区卫生治理能力建设过程中不需要权威，任何集体行动都需要一定形式的权威作为组织和协调集体行动的手段。在社区卫生治理能力建设行动中同样也需要一定的权威，但是这种权威是建立在充分发挥参与者能力发挥的基础上的。也就是说，某个参与者之所以享有权威只是因为他有能力承担构成社区卫生治理过程的特定角色，而不是根据他为社区卫生治理行动提供了多少资源，或者他在社会中拥有的权力、地位等与其在社区卫生治理中所充当的角色要求无关的因素。平等原则是社区关系的内在要求。社区关系的本质特征就在于它是非交换性、非行政性的自愿合作关系。非交换性使得社区关系区别于市场关系，非行政性使得社区关系区别于行政权力关系。没有平等原则，社区发展就可能逐步演变为市场力量的发展或行政力量的发展。

五、协 商 原 则

协商原则是指在社区卫生治理能力建设的组织和实施过程中，应该以平等、真诚的沟通、协商为手段，以达成利益相关者对共同利益的一致认识。协商原则是现代社区形成机制的具体体现。现代社区本质上是一个以维护和推动共同的地域性利益为基础的集体行动过程。共同利益本身并不是一个纯粹客观的自然现象或社会现象，而是主体运用自己的价值标准对客观现象进行建构的结果。也就是说，只有在某种客观现象与某类主体的价值标准相关，构成了该类主体的共同的价值客体时，共同利益才能形成，因此，共同利益的形成离不开集体的主观认定。在权利平等的前提下，对共同利益的集体认定过程不应该也不具备运用外力强制的制度条件。因此，在这个条件下对集体利益的认定过程实际上就是一个发现、阐明、传播和接受共同利益意识的过程，即沟通过程。

第三节　社区卫生治理能力建设行动框架、基本特征和意义

一、社区卫生治理能力建设行动框架

社区卫生治理能力是治理型社区卫生服务的基础和核心，治理型社区卫生服务建设的最高目标就是培养社区卫生治理能力。从社区卫生治理建设行动的发起主体来看，社区卫生治理能力建设可以划分为两种基本类型，即外部推动型和自我发展型，前者以社区外部力量为主要推动力，后者则以社区内部力量为主要推动力。外部推动型社区卫生治理能力建设适用于社区建设的初级阶段，在这个阶段，社区成员的社区意识淡薄，社区可以利用的资源稀缺，社区难以组织有成效的社区卫生治理行动来解决社区卫生问题，因而需要外部力量推动社区卫生治理行动能力的发展。自我发展型社区卫生治理行动能力建设的实质是通过社区自组织的卫生治理行动解决社区问题、不断提高社区健康和整体福利水平的行动过程，是社区发展的高级阶段。在这个阶段，社区价值得到认同，通过社区卫生治理行动解决社区卫生问题已经成为社区成员的自觉习惯，即使没有外部力量的推动，社区也能依靠自己的力量发起社区卫生治理行动以解决社区面临的卫生问题，并在解决问题的过程中不断地提高社区卫生治理能力。

虽然社区卫生治理能力建设的两种类型有所差别，但它们都有相同的行动过程，它们的行动过程都可以划分为以下四个行动阶段：社区卫生问题的界定、治理能力评估与建设、计划与实施治理行动和评估卫生治理行动。社区卫生治理能力建设行动框架见图 7-2。

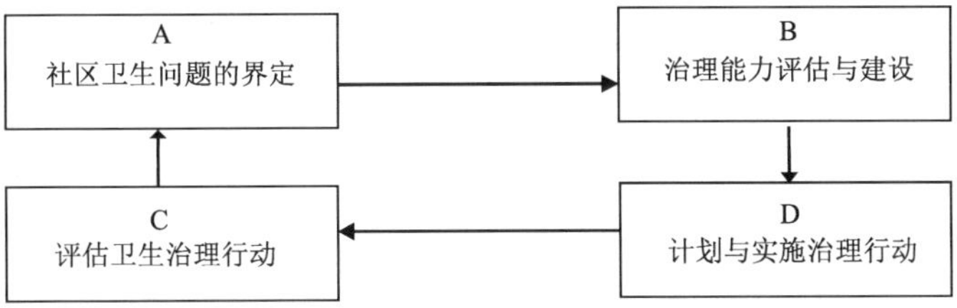

图 7-2　社区卫生治理能力建设行动框架

社区卫生治理能力建设行动框架由 ABCD 四个基本模块构成。社区卫生问题模块是社区卫生治理能力建设行动的起点，社区卫生治理能力建设过程沿着箭头所指方向展开，依次为社区卫生问题的界定、治理能力评估与建设、计划与实施治理行动和评估卫生治理行动模块。通过社区卫生治理行动评估又会发现新的社区问题，因此整个过程构成了闭合的循环过程，但在循环过程社区卫生治理能力

得到发展壮大。需要说明的是，该框架只是理论上的建构，目的在于说明社区卫生治理能力建设过程以及其不同阶段的主要任务与策略等，而在实际的社区卫生治理能力建设过程中，不同阶段之间并不存在这样明确的划分，通常是各个阶段之间存在着相互交叠现象。接下来我们对各个模块的内涵进行详细的阐述。

（一）社区卫生问题的界定

社区问题是社区卫生治理能力建设的切入点。社区卫生问题是指发生在一定社区内的、被多数社区成员认为是不合需要或不能容忍的情况或现象，而需要运用社区的力量加以解决的问题。社区卫生问题和一般社会问题一样，不仅仅是一种客观的社会现象，而且还与人们对问题的认识和判断有关。只有当一种社区现象与社区成员的健康利益或健康价值相背离，并且这种背离被社区成员认识到时，该现象才可能成为社区卫生问题。一般而言，社区卫生治理能力比较弱的地区，也是社区卫生问题比较突出的地区，因而也是需要开展社区卫生治理能力建设的地区。因此，从社区卫生问题入手开始社区卫生治理能力建设，能够从行动一开始就迅速吸引和动员最大限度的社区参与。

由于社区卫生问题具有价值负载性，因此什么样的社区现象构成社区卫生问题，以及选择什么样的社区卫生问题作为社区卫生治理能力建设的切入点，应该由社区成员通过广泛民主协商和讨论来做出决定，而不是由作为社区卫生治理能力建设发起者的外来机构或组织做出决定。作为社区卫生治理能力建设发起者的外来机构或组织，不能以自己的好恶或利益来确定社区卫生治理能力建设的切入点，而是应该服从社区成员的共同意愿，否则将会无法获得最大限度地社区成员的支持。在发现社区问题的过程中，外部机构的力量功能在于宣传社区卫生治理能力建设的意图、意义、基本方法、基本过程等，最大限度地让社区成员了解并接受社区卫生治理能力建设的意图、目标、意义等，从而积极地参与到社区卫生问题的确认过程中来，并创造条件帮助社区成员集中起来共同确认需要通过社区卫生治理能力建设来解决的社区问题。

当然，这并不是说社区卫生治理能力建设的发起组织在社区卫生问题的界定方面只是被动地接受社区成员的观点。由于社区卫生问题具有专业性，因此，在特定的情况下，社区卫生治理能力建设的发起组织可以通过先期的健康知识普及教育以改变社区成员对于特定的健康问题的认识和评价。此外，在这个环节，可能发现社区存在多种卫生问题，作为行动切入点的社区卫生问题，其选择应该遵循可行性原则，这样才能使得社区卫生治理行动更容易取得成功，从而培养社区成员的自信心、积极性和合作精神，促进社区卫生治理能力的发展。

一般而言，在充分的社区动员的基础上，社区成员会提出多个需要治理的社区卫生问题，这就需要进一步确定解决问题的优先序列问题。由于不同社区卫生问题对不同的社区成员影响不同，因此不同的社区成员对于解决问题的优先序列会有不同的观点。社区卫生治理能力建设者通常可以引导社区成员按照问题的严重性、发生频率、风险程度、对社区的影响程度、治理的可行性、重要组织对问题的重视程度等参照标准进行协商讨论，最终确定卫生治理行动要解决的问题的优先序列。

在这个环节，除了界定需要治理的社区卫生问题外，为了下一个环节的顺利进行，还需要注意以下事项：一是发现和培养社区人才，他们既可能是具有组织协调能力的社区精英，也可能是对解决卫生问题具有特殊经验、知识的人；培育社区群体或社区组织；发现可利用的相关资源。二是培养、发现和利用社区群体和社区组织，包括促成具有相似或相同卫生问题的社区成员个体形成群体，推动积极参与发现社区卫生问题的群体进一步组织化，运用动员策略提高社区组织对社区卫生问题的责任意识、参与社区卫生发展的成就意识等。

（二）治理能力评估与建设

1. 能力评估

在通过社区成员民主协商确定需要解决的社区问题后，社区卫生治理能力建设的项目也就初步确定了，也就是说，社区卫生治理能力建设以解决特定的社区卫生问题为自己的行动目标。接下来的程序则是进行实施项目的能力评估。这包括对解决选定的社区问题所要采取行动、资源、组织和过程等有一个清晰的认识，从而为评估社区是否具备实施该项目的能力提供标准。社区卫生治理能力评估有两个基本视角：一是资源视角，即根据社区卫生治理需要的各种资源类型及数量来评估社区卫生治理能力；二是能力视角，即根据社区卫生治理的不同阶段所需要的不同能力来评估。例如，威尔金森（Wilkinson，1972）把社区行动划分为觉察、组织、决策、资源动员和资源使用五个阶段，与这五个阶段对应的能力则为发现问题能力、组织能力、决策能力、资源动员能力和资源使用能力。从资源视角评估的只是实际行动能力的客观基础，从能力视角评估的则是社区的实际能力。社区卫生治理能力虽然以资源为基础，但社区卫生治理能力的实际发挥既可能在一定程度上突破客观资源的限制而提升实际行动能力，也可能因为主观因素的制约而降低资源在行动中的实际效用。因此，实际能力评估应该包括上述两个视角。

社区卫生问题和社区卫生治理能力评估是相互影响和相互制约的两个环节。一方面，社区问题的确定为社区卫生治理能力评估提供了出发点和依据。现实的社区卫生治理能力总是相对于特定的社区问题而言的，判断一个社区是否具备某种能力总是以特定的社区问题为依据的，社区卫生治理能力也总是在解决社区卫生问题过程中体现出来的。从这个意义上说，没有特定的社区卫生问题就没有特定的社区卫生治理能力。反过来，社区卫生治理能力大小又在一定程度上影响着社区成员对社区问题的看法与认定。完全没有能力解决的问题不是一个真正意义上的现实问题，只有那些在现有条件下有可能解决的问题才是真正的、现实的问题。因此，社区卫生治理能力评估不仅为社区卫生治理能力建设提供具体的目标，而且还可能导致对社区问题的重新认定。

社区卫生治理能力评估的主体同样应该是社区成员。外部专家的任务仍然是引导和提供专业知识和技术的支持，引导社区成员把有可能通过社区自身的努力就能解决的问题或在外部提供适当帮助的条件能够解决的问题确定为通过社区卫生治理能力建设行动解决的问题。

2. 项目能力建设

项目能力建设是在项目能力评估基础上，根据上述评估结果而采取的有计划的、以提高项目实施能力为目标的行动过程。从能力建设的内容上看，项目能力建设既包括物质资源、经济资源和人力资源等客观条件的建设，也包括沟通、传播、组织、组织合作等专业知识的培训。从能力建设的方法看，鼓励社区成员挖掘社区内部可以利用的资源，帮助社区和外部组织建立社会网络以获得必要的资源，为社区成员提供必要的专业知识、技能和社区价值的培训，协助社区发掘和培养社区领导，协助社区成员创立新的组织，或促进已有的社区组织合作等是项目能力建设的基本方法。从能力建设的具体实施方法来看，虽然“离场”的集中培训，也就是脱离项目实施的现场理论培训是必要的，但是在场的培训即培训人员在项目实施过程中的“现身说法”则更为重要，这样的现场培训能够帮助社区成员尽快地把理论知识转化为实践技能。在项目能力建设阶段，虽然外部组织或机构是项目能力建设项目或行动的发起者、组织者和实施者，他们负责对社区提供专业的咨询、指导和现场培训。但是，充分注意发掘和利用社区的本土知识和经验，激发社区成员的创造性也是同样重要的。在资源输入方式上，不能简单地替社区寻求外部资源，而是应该着力于帮助社区建立和外部组织、机构之间的社会网络，并通过这种网络来获得所需的行动资源。通过具体的社区问题有针对性地进行项目能力建设，其优点是针对性强，易于被社区成员接受，专业理论知识与现实的实践能够得到较好的结合。

（三）计划与实施治理行动

在项目能力评估和建设之后，接下来的工作就是设计治理项目，也就是进行项目规划了。一般而言，项目规划需要完成以下主要工作：①制定目标。②设计实现目标的策略。③选定各个行动的负责人。④评估所需资源以及获得资源的途径。⑤制定行动序列和时间期限。⑥制定评估行动过程和结果的方法。

谁来设计治理项目是本环节的一个关键的问题。在传统的非治理型社区项目中，社区项目的设计是由项目的出资方或者出资方雇佣的项目执行方设计，社区成员在项目设计过程中基本不参与，最多也就是接受项目设计者进行的调查。但是，在社区卫生治理能力建设项目中，社区成员能否最大限度地参与项目设计则是项目成功与否的关键，这不仅是因为只有在社区成员最大限度地参与项目社区的前提下才能最大限度地获得社区成员的支持，更重要的是因为只有社区成员的最大限度参与才能达到培养社区卫生治理能力的最终目标。当然，社区成员的最大限度参与并非就是所有社区成员都全程参与项目设计。通常，可以在项目设计开始阶段，由社区成员自己推选代表参与项目设计，参与者也并非都要全程参与，可以根据项目的不同构成部分的具体要求，选择相应的社区成员代表参与设计。在选择参与项目设计的社区成员方面，需要注意尽可能动员以下几类人员参与：①拟治理的社区卫生问题直接影响或影响程度最重的人群。②拥有治理行动所需资源的社区成员。③对社区卫生治理能力建设有兴趣并志愿参与的成员。④有可能阻碍项目行动的社区成员。在选择项目设计参与者方面，还需要考虑邀请以下方面的人员或组织的代表参与：①对项目实施具有重要影响的人或组织的代表。②有项目组织实施经验的人员。③从事类似项目活动研究的学者或机构的代表。④专业的社区发展组织。

在选定项目设计参与者之后，接下来就是具体的项目设计工作。项目设计的一般原则是依据合理分工，即把项目目标分解为若干个子目标、为每个子目标设计相应的行动，为每个行动设定起始和结束时间以及评价标准，每个行动配置相应的人力和物力资源。最后，形成完整的书面的项目计划书。项目计划书完成后仍需要分发到社区治理行动参与者手中，一方面是为了征集修改完善意见，另一方面也是一种项目宣传策略。

在完成项目设计和修订后，就进入项目计划的实施阶段，这个阶段是按照上一阶段制定的项目计划配置和运用资源以实现治理行动目标的阶段。在较为简单的社区卫生治理行动中，可能就是一个按部就班地执行既定方案的过程，但是较为复杂的社区卫生治理行动中，这个阶段则可能遇到计划中不曾预料到的问题。在这种情况下，卫生治理能力建设项目发起者的任务不应是直接替代遇到问题的社区成员解决问题，而是应该引导他们分析引发问题的原因，寻找解决问题的方法，这样才是培养社区自我发展能力的最佳方式。

（四）评估卫生治理行动

治理行动评估是一个以治理行动成员为主体的，对治理行动的预期目标、行动的实际过程、行动的实际结果进行全面评价的过程。项目评估一般可以划分为三种类型：即预评估、过程评估和结果评估。预评估是指在项目实施前对项目计划的评估，通常需要聘请有关专家进行评估或者交由未参加项目设计的卫生治理行动参与者进行评估，其目的主要是评估项目的价值和可行性。过程评估是指对项目实施过程中采取的各种行动进行合理性评价，目的是提高行动过程中对人人财物的使用效率和效益。结果评估是指对项目的最终结果进行评价，目的是为了确认项目结果在多大程度上实现了预期目标以及未能实现目标的原因。卫生治理行动评估除了进行这三种评估外，还需要进行社区成员的组织能力和社区意识状况的评估，目的是衡量在社区卫生治理行动对社区成员的组织能力和社区意识的影响。因为社区成员的组织能力和社区意识是社区卫生治理能力的重要构成要素。相比与解决某一具体问题而言，社区成员的自组织能力和社区意识水平的提高更为重要。

与项目结果相比，社区成员的组织能力和社区意识的提高更为重要，这是由社区卫生治理能力建设项目的根本目的决定的。社区卫生治理能力建设项目的根本目的是社区卫生治理能力的提高，而项目本身不过是社区卫生治理能力建设的手段和载体而已。虽然结果的成功标志着社区综合能力的提高，但是结果的不成功也并不能完全否定治理行动的价值。因为，首先，社区卫生治理能力包含着多个方面和环节，结果的不成功可能只是社区卫生治理能力的某个方面或某个环节出了问题，而不一定意味着社区卫生治理能力整体水平的低下。其次，现代社会是一个复杂多变的社会，不仅社区内部充满许多变数，而且社区外部环境也充满变数，并对社区卫生治理能力建设项目产生不同的作用，因此结果的不成功也可能是不可抗的社会环境变迁的结果。最后，在社区卫生治理能力建设项目行动中，社区成员了解或接受了社区合作的价值，积累了一定的社区卫生治理经验和教训以及其他的阶段性的成果，也都是社区卫生治理能力建设项目行动的价值之体现。

项目行动评估的意义还不仅在于对上一阶段的行动的评估，而且在于通过评估确定下一个社区卫生治理的目标即社区卫生治理要解决的问题。这样，整个过程就构成了一个循环往复的展开过程，随着循环过程的展开，社区卫生治理能力不断得到发展，外部机构或组织则可以逐步从行动中退出，最终实现社区卫生治理能力建设的自我支持和自我发展。

二、社区卫生治理能力建设行动框架的基本特征

社区卫生治理能力建设的行动框架以社区的本质是相互肯定性社会互动为理论基础，展示的是一个把社区卫生治理能力建设融合到社区卫生治理过程中，通过社区卫生治理行动培养社区卫生治理能力的综合性建设过程。较之我国以往的社区建设实践，社区卫生治理能力建设的行动框架具有如下主要特征：

草根性：从社区建设的主体地位来看，既往的社区建设具有自上而下的基本

特征，社区建设被纳入社会发展计划中，社区建设的计划、内容、方法和实施等都是自上而下的，社区存在的问题被视为需要依靠外部力量才能解决。在社区建设过程中，社区成员处于被动的参与地位，社区的自组织、自我发展能力未能得到重视。在社区卫生治理能力建设行动框架中，社区被视为在获得适当帮助的条件下有能力实现自我发展的地域性行动单元，培养社区的自我发展能力是项目的最高目标。在社区卫生治理能力建设行动过程中，建设目标的确立、计划方案的制定、行动过程的控制、结果评估等，都是由社区成员通过民主协商决定的，社区成员是整个行动的主体，拥有最终决定权。

社区性：从社区建设的评价来看，既往的社区建设行动一般不注重社区参与建设行动的过程，而是只关注能否在计划的时间内完成预定的项目。因此，为了符合项目评价的要求，实施社区建设项目的机构一般不太注重社区成员对项目的参与过程，甚至认为动员和组织社区参与耗时费力、会妨碍项目的如期完成。而在社区卫生治理能力建设行动模型中，对社区卫生治理能力建设的评价是综合的，包括目标评价、过程评价、结果评价、社区自组织能力、社区成员的社区意识评价，动员和组织社区成员最大限度地参与卫生治理行动与是实施治理项目的主要方式，也是评价的主要依据之一。因此，社区卫生治理能力建设具有明显的社区性。

综合性：从社区建设的具体内容来看，既往的社区建设具有分割性，即一个建设项目或行动只针对社区的特定构成要素，比如社区的物质或经济基础设施建设、人力资源培训等，这种做法虽然容易取得明显的当下效果，但是由于建设行动是在社区以下层面开展，因而难以促进社区整合。而在社区卫生治理能力建设行动模型中，社区卫生治理能力建设是围绕着具体的社区卫生问题展开的，从涉及的内容来看就有很强的综合性，涵盖了社区的所有结构要素，并通过社区卫生治理行动把这些要素整合起来，因而，能够有效地促进社区整合和综合能力的发展。

三、社区卫生治理能力建设行动框架的意义

相对于社区建设而言，社区卫生治理能力建设框架的主要意义在于：在既往的社区建设理论中，一般把社区视为地域性的社会单元或行政管理单元，进而把对社区居民的教育或社区内的物质、经济设施的建设等同为社区建设，这种建设路径虽然在一定程度上促进了社区人口素质或物质、经济条件的改善，但对社区的自组织能力、自我发展能力的培养功效甚微。因为社区的本质不在于社区构成要素本身，而是存在于这些要素之间的互动关系之中，也就是说社区的本质在于社区成员之间的合作性社会互动中，唯有如此，社区才能成为一个有整合力的社会行动单元。社区卫生治理能力建设的行动框架以社区卫生治理行动为实施社区卫生治理能力建设的基本途径和载体，把社区卫生治理能力建设融合到社区卫生

治理中，充分地体现了社区的社会互动本质，从理论上为社区自我发展能力建设提供了一条符合社区自身发展的建设路径。此外，社区卫生治理能力建设的行动模型还为社区卫生治理能力建设提供了从基本程序、一般方法到主要内容等各个方面的理论描述，构成了相对完整的社区建设理论。

相对于社区卫生服务建设而言，社区卫生治理能力建设框架的主要意义在于：尽管我国的社区卫生服务事业从理论到实践也都提到社区参与对社区卫生服务的重要性，但在既往的社区卫生服务建设实践中，由于狭隘地把社区卫生服务医疗化，进而把社区卫生服务能力建设等同于社区卫生服务专业组织能力的建设，这样就忽视了社区行动能力在社区卫生服务能力构成中的核心地位，致使社区行动能力建设被排除出社区卫生服务建设的范围。社区卫生治理能力建设框架率先把社区行动能力纳入社区卫生服务能力范围，并借鉴国际社区卫生服务、社区发展领域的理论和经验，建构出一个社区卫生治理能力建设行动框架，不仅拓宽我国社区卫生服务研究的理论视野，而且为我国社区卫生服务建设的实践提供了一条可以加以借鉴、检验、完善的具体路径。

四、社区卫生治理能力建设相关问题

（一）社区卫生治理能力与社区卫生服务组织的关系

社区卫生治理能力代表的是社区的综合能力，是社区成员的反思能力、自组织能力、资源能力的集中反映。它与包括个人、家庭、群体、组织在内的社区成员的能力密切相关，但不是他们的能力简单相加，只有当它们在社区责任意识的驱动下，进入组织状态并发起社区卫生治理行动的情况下，它们才构成现实的社区卫生治理能力。其中，社区卫生服务组织在社区中具有社区成员和外来组织的双重身份，并因此在社区卫生治理行动中应该发挥三重功能。一是社区卫生治理行动的参与者的功能。作为社区内的一个组织，它首先应该承担起社区成员应该承担的全部责任，积极参与有益于促进社区健康的各种社区集体行动。二是社区卫生治理行动的发起者、组织者的功能。作为一个肩负维护社区健康的专业组织，及时发现社区卫生问题、发起并组织社区卫生治理行动是社区卫生服务组织的应该履行的责任和义务。三是社区和外部资源的联系者功能。社区卫生服务组织隶属于国家卫生系统，与社区外的卫生组织及相关组织有着密切的制度性关联或合作性关系，为社区在社区外部寻找需要的资源、帮助社区外的组织到社区来开展有益于社区发展的项目是社区卫生服务组织的又一项基本责任和义务。社区卫生服务组织通过发挥上述三种功能推动社区卫生治理能力的发展，从而和社区一道共同维护社区的健康、这样才能更好地完成其维护社区健康的任务。

（二）社区卫生治理能力与治理结构

治理理论引入我国已经有约二十年的历史，随着社会治理条件的逐步发育和治理理论逐步被接受，公司治理、政府治理、社区治理研究和实践也越来越多。在各种各样的治理研究和治理实践中，最受重视的一个现象莫过于治理结构。研究者和实践者大多认为规范的治理结构的形成标志着治理关系的确立和治理行动的发生。然而，如果我们俯身现实的话就会发现有众多的治理结构不过是停留在纸面上的制度罢了，虽然有关治理结构的制度本身够规范，却无实际治理行动。在社区卫生治理领域，也有少数社区卫生组织和其他社区组织或社区外的组织签订类似的治理结构规范，但真正的治理行动却很少发生。因此，我们在社区卫生治理能力建设中并没有明确地单独论述社区卫生治理结构，而是把治理结构融入社区卫生治理行动中，直接论述社区卫生治理行动的过程结构。这是因为真正的治理结构不是在纸面上的那个，而是存在于治理行动中的那个，治理行动其实就是治理结构的最好体现。通过不断的社区卫生治理行动，治理结构会自然而然地形成并融入社区成员的意识之中，成为社区成员指挥自己行动的内在力量。

参考文献

郭强, 郭耀煌, 向必灯. 2006. 我国社区管理模式适应性研究. 软科学, 20 (1): 65-68.

刘继同. 2003. 国家话语与社区实践: 中国城市社区建设目标解读. 社会科学研究, (3): 104-109.

王瑞华. 2007. 社区自组织能力的有机构成及其提升途径. 四川大学学报: 哲学社会科学版, 149 (2): 101.

王思斌. 2000. 体制改革中的城市社区建设的理论分析. 北京大学学报: 哲学社会科学版, 37 (5): 5.

Chaskin RJ. 2001. Building community capacity. Urban Affairs Review, 36:291-323.

Goodman RM, Speers M A,Mcleroy K,et al. 1998. Identifying and defining the dimensions of community capacity to provide a basis for measurement. Health Education & Behavior, 25(3): 258-278.

Grant RM. 1991. The resources-based theory of competitive advantage:implications for strategy formulation. California Management Review, 33(3):114-135.

Stone W, Hughes J. 2002. Understanding community strengths. Family Matters, 61:62-67.

United Nations Development Program. 1998. "Capacity Assessment and Development in Systems and StrategicManagement Context. Technical Advisory Paper, 3:5.

Wilkinson K P. 1972. Field-theory perspective for community development research. Rural Sociology, 37(1):43.

第八章　社区健康问题评估

社区健康问题评估既是社区卫生服务治理能力的重要构成部分，也是社区卫生治理行动过程的起始阶段。社区健康问题评估的价值不仅在于它能更好地确定社区健康问题、为社区健康治理行动提供目标，而且在于它本身就是社区动员、社区组织和社区发展的过程。

第一节　社区健康问题评估及其意义

一、社区健康问题评估

社区健康问题评估是治理型社区卫生服务的基础性工作，是社区卫生服务治理行动的前提条件。要组织一次社区卫生服务治理行动，组织者和参与者不可能随意地选择一个社区健康问题，而是要在行动前对社区健康问题进行评估，通过评估选择一个既有重要性又有可行性的社区健康问题，以这样的健康问题作为治理目标才有可能最大限度地吸引社区成员参与并取得成功。那么，什么是社区健康问题评估呢？社区健康问题评估属于社区健康需求评估范畴，因此，我们先看世界卫生组织对社区健康需求评估的界定。世界卫生组织欧洲区域办事处在《社区健康问题评估：给欧洲家庭健康护士的入门指南》（*Community HealthNeeds Assessment: An introductory guide for the family health nurse in Europe*）中给出的定义：社区健康问题评估是一个过程，它包括：①描述当地人口的健康状况；②发现主要的健康风险因素和健康问题的主要原因；③提出解决健康问题的行动方案（The WHO Regional Office for Europe，2001）。

基于世界卫生组织对社区健康需求评估的界定，我们把社区健康问题评估理解为：社区健康问题评估是一个行动过程，是一个发现社区存在的健康问题，确定需要优先解决的社区健康问题，设计解决社区健康问题方案的行动过程。社区健康问题评估本身不是目的，而是规划健康服务项目工作之一部分，是健康治理行动的开始。从根本上讲，社区健康问题评估的目的是改善社区健康状况和生活质量。

社区健康问题评估可以区分为广义和狭义两种含义，广义的社区健康问题评估包括社区层面的健康问题评估和社区居民个体层面的健康问题评估。狭义的社区健康问题评估仅指社区层面的健康问题评估而不包括社区居民个体层面的健康问题评估。

狭义的社区健康问题评估不同于个体健康问题评估。虽然个体的健康问题评估也包括个体的健康状况及其原因、健康风险因素、需要优先解决的健康问题、解决健康问题的方法和资源等，这些内容和社区健康问题评估的内容是相同的。但是，社区健康问题也不是社区成员个体的健康问题之和，社区健康问题评估也不能等同于个体健康问题评估。从评估对象的角度看，两者的差别在于评估对象的层次不同，个体的健康问题评估对象的是个人，而社区健康问题评估的对象则是社区。这两者不可混为一谈，否则就犯了“层次谬误”的错误。从本质上看，个体的健康问题既有可能是由于个人原因造成的，也有可能是由于社区环境的原因造成的，或者是两个方面的原因兼而有之（袁方，1997）。个人原因造成的健康问题只需要针对个人的原因采取措施即可，而社区原因造成的健康问题则需要通过社区的乃至社会的力量对社区进行健康改造才行。例如，一个社区内体重超标者的比例偏高，其原因可能是由于体重超标者的个人原因，如不健康的饮食习惯、不运动等原因。要解决这类人的体重超标问题，只需要改变其个人的饮食习惯和增加他们运动量即可。但是，导致社区内体重超标者比例偏高的原因也可能是由于社区内乃至社区附近都没有适合运动的场所和设施，也有可能是因为该社区内或附近有大量销售不健康食品的零售商存在。要解决这样的健康问题，就无法靠个人的努力来达到目标，而是要依靠社区集体的力量改变社区环境——开辟出一块运动场所、养成热爱健身运动的社区文化、禁止食品零售商销售不健康食品等。

一般来讲，针对个体健康问题评估行动发生在评估者和被评估者之间，评估地点可以是评估者的办公室或被评估者的家里，甚至也可能是评估者和被评估者约定的任何地方。对社区健康问题的评估行动则发生在评估者和社区之间，需要通过对具有同类健康问题的不同社区进行比较以及进行社区历史比较等方法才能发现引发健康问题的社区原因，根据不同社区的各自特殊条件设计出不同的干预方案。

“社区健康问题评估”与我国目前的“社区卫生服务需求评估”关系比较复杂，这主要取决于怎样理解社区卫生服务需求。通过检索国内公开发表的、研究社区卫生服务需求的学术论文发现，竟然发现没有一篇论文对“社区卫生服务需求”或“社区卫生服务需求调查”这样的关键概念进行界定。从已经发表的研究论文介绍的调查内容和方式方法看，我国学者对社区卫生服务需求的理解不外乎两类：一类是社区居民对社区卫生服务机构实际提供的社区卫生服务的需求状况。另一类则是基于生物医学健康概念的、对社区内各种疾病的发病率、发生率、居民身体健康状况等的调查，调查对象社区居民个体。这类社区卫生服务调查实际上调查的是“社区居民的卫生服务需求”，或者是“社区居民的医疗服务需求”而不是“社区的卫生服务需求”。

基于上述的国内研究现状，国内的“社区卫生服务需求评估”属于广义的“社区健康问题评估”之一部分，即与广义的“社区健康问题评估”中的社区居民层面的健康问题评估相接近，但与狭义的“社区健康问题评估”明显不同。从健康观的角度看，社区健康问题评估理论基础是生物心理社会医学健康观或是生态学健康观，而社区卫生服务需求评估的理论基础则主要还是生物医学健康观。从调查对象的层次角度看，社区健康问题评估的研究对象是社区，而社区卫生服务需求的研究对象则是社区成员个体。从妨碍健康的原因角度看。社区健康问题评估揭示的是妨碍社区成员健康的社区层面的原因，而社区卫生服务需求调查揭示的是社区成员个体层面的原因。从解决健康问题的主体角度看，社区成员个体的健康问题只涉及社区成员个人和医护人员的互动，而要解决社区的健康问题则需要社区群体的集体行动。

当然，分析两者的差别并不意味着哪一种健康问题评估不重要，而是意在提醒社区卫生服务工作者不能因为专注于社区成员个体的健康问题而忽视社区的健康问题，要把社区成员的个体健康问题放到社区、乃至于整个社会的大环境中加以理解和分析，只有这样才能找准健康问题的原因，依据原因的类型分别采取对应的行动，最终实现维护和促进社区健康之目的。相反，如果忽视影响社区成员健康的社区层面的原因，仅仅针对影响社区成员健康的个体原因设计卫生服务方案或仅仅根据社区成员的个体疾病症状进行“对症治疗”，而不是同时消除影响其健康的社区环境原因。那么，只要影响社区成员健康的社区环境原因还继续存在，社区成员的健康就不可能得到真正的、彻底的改善。

二、社区健康问题评估的意义

在过去的二三十年中，全球卫生服务需求、卫生服务支出一直处于不断的上升态势。部分国家卫生支出已经到了社会无法承受的边缘。为了破解这个难题，在世界卫生组织的建议下和推动下，各成员国都先后把卫生服务的重点向前、向下推移至社区卫生服务，视社区卫生服务为健康的守门员。我国的卫生发展状况也和全球卫生发展状况相似，自20世纪末实施医疗改革以来，医疗资源、医疗服务都成倍增加，然而至今却依然没有解决看病难、看病贵的问题。为了化解“看病难、看病贵”这个难题，我国政府近些年来不断地增加对社区卫生的投入，力图加强社区卫生服务这个健康守门员和促进者的服务能力。在国家加大社区卫生服务资源投入的条件下，如何合理高效地使用资源就成为社区卫生服务规划的首要问题，社区健康问题评估的意义也由此而生。

（一）为社区健康服务规划提供基础资料

科学的社区健康服务规划需要以现实的健康问题以及未来的健康问题趋势作

为基础。既往的健康问题和健康服务信息只能作为理解当前社区健康问题的状况及其演变趋势基础，但不能用这些资料替代对现实健康问题的评估。对健康问题未来发展趋势的预测，同样需要以现在的健康问题状况为基础而不是过去的健康问题状况和健康服务状况。因此，社区健康服务规划不能以过去的健康问题和健康服务信息作为基础，而是要以现实的社区健康问题评估作为基础资料。

（二）更好地确定社区健康问题的优先序列

社区的健康问题具有多样性，无论多么强大的社区卫生服务体系都不可能在同一时期同时满足多样的社区健康问题。因此，对各种不同的社区健康问题的优先序列进行排序就是社区健康服务规划的一项重要工作。在传统的规划模式中，这个工作主要由专家来做，社区居民最多不过是被调查的对象。但是，这种由专家排列的优先顺序，往往不为社区居民接受，导致规划脱离社区居民的感知和需求，难以得到社区居民的认同。但是，社区健康问题评估则是通过动员和组织社区居民、群体、组织参与评估过程，把社区对健康问题的感知和需求反映到社区健康问题的优先序列中，使得社区健康问题的认定和排序更加容易得到社区的认同。

（三）更充分地发现和动员社区资源

社区健康问题评估不仅仅评估“社区健康问题”，还评估满足需求的资源条件，其中包括社区可以用于满足需求的资源条件并在评估中发现好动员社区资源。发现和动员社区资源的根本方法就是最大限度地动员社区居民个人、群体、各种组织参与社区健康问题评估。由于最了解社区的人是社区成员而不是外来的专家，更由于社区成员自己参与了评估过程，评估结果反映了社区看法和需求，社区成员更加容易认同评估结论，因此也更加容易奉献自己的资源。

（四）更容易发现与社区健康问题相关的群体、组织或制度原因

由于社区健康问题评估动员和吸收社区内各种群体、组织参与，在评估引发社区健康问题的原因过程中，通过不同群体、组织对社区健康问题之原因的平等讨论，更容易发现哪些群体、组织或哪些制度引发社区健康问题或能够提供解决社区健康问题所需的资源，也更容易在有关的社区群体、组织之间形成有利于解决社区健康问题的协作关系。

（五）评估过程本身就是一个健康保护和健康促进的过程

社区健康问题评估最大限度地动员和组织社区成员参与评估过程，而社区健康问题评估不仅要评估社区健康状况，而且还要评估引发社区健康问题的原因，找出解决社区健康问题的路径和方法。因此，社区健康问题评估本身就是一个对参与者进行健康教育的过程，它能够帮助参与评估的社区成员认识社区健康问题的现状，了解引发社区健康问题的原因以及解决问题的方法。所有这些不仅为社区采取健康治理行动打下基础而为参与评估的社区成员提供了保护和促进健康的意识、知识、方法和技能，从而促进整个社区的疾病预防、健康保护和健康促进工作。

（六）促进基本健康服务公平性

从其服务内容上看，社区健康服务的绝大多数服务内容都属于基本卫生服务，基本健康服务公平是健康服务发展的重要价值原则。在衡量基本健康服务的公平性方面，传统的做法是由专家采用所谓的科学的方法进行测定，然而国际卫生发展经验证明，最终科学测量的结果往往与社区居民的感受有相当的差别，造成这样结果的主要原因在于公平性本身不是一个纯客观事物，而是带有很强烈的主观价值评价因素在内。正因为如此，对来自外在的评价结果的认同度总是比不上来自内在的自我评价结果的认同度。社区健康问题评价是社区成员自己参与的评价，社区成员不仅容易发现其中存在的不公平，而且容易认识到达成共识的困难，这将有助于加深社区成员对公平性的认识，有助于社区成员接受相对公平。

（七）为衡量社区健康发展状况提供基线依据

社区健康问题是否得到满足、社区健康事业水平是否得到发展、社区健康项目是否实现预期目标，这些问题的回答离不开一个衡量标准，而这个标准就是基线，就是特定时间段内的社区健康问题状况。社区健康问题评估内容包括社区健康问题、解决问题的路径方法、预期目标等。有了社区健康问题评估这个基线信息，我们就可以衡量离开出发点有多远了，有没有偏离目标，距离目标还有多远，从而为衡量社区健康发展状况提供基线依据，为完善下一步健康行动计划、规划提供依据。

第二节　社区健康问题评估的基础

一、社区健康问题评估中的核心概念

（一）“健康”概念

“健康”是“社区健康问题”评估的核心概念之一，不同的健康观指导下的社区健康问题评估关注的对象有很大差别。

生物医学的健康观认为人的健康就是人的生理健康。在生物医学健康观的指导下，社区健康问题评估关注的是社区人口的发病率、死亡率，评估对象是患病人群，对于健康风险因素的评价主要集中在个体的认知和行为方面，通过评估提出的解决健康问题的方案则主要集中在治疗服务方面兼及健康教育。

基于生物医学健康观的社区健康问题评估的主要不足有两个方面：一是忽视健康人群对保护和促进其健康的需求，不利于社区居民的健康促进和疾病预防，有悖于世界卫生组织提出的“21世纪人人享有卫生保健”卫生发展战略精神。二是忽视影响居民健康的社区环境原因，致使影响社区居民健康的环境原因无法被揭示也因此无法被消除，这不仅妨碍患病居民的康复而且也给尚处在健康状态的居民增加了患病风险。

与生物医学健康观不同，生物心理社会医学健康观认为：“健康不仅为疾病或羸弱之消除，而系体格，精神与社会之完全健康状态。”以此健康观为基础，社区健康问题评估的重点则是社区人口的健康状况而不仅仅是患病状况，评估对象不仅包括患病人口而且还包括健康人口，通过评估不仅要发现影响居民健康的生物学原因还要发现影响居民健康的个体认知、行为原因和社区环境原因。通过评估提出的解决健康问题的方案不仅包括医学治疗服务而且还包括对社区成员的认知、行为以及社区环境干预，解决社区健康问题的力量不仅有专业的卫生组织机构，而且还包括社区发展的力量。

在生物心理社会医学健康观的视角下，影响居民健康的原因可以划分为如下类型：

（1）社区的物理环境——如空气、饮用水的质量。

（2）社区的社会环境——如社区成员从家庭、朋友、邻里处获得的社会支持和情感支持的程度。

（3）贫困——这是世界性的影响健康的重要因素，贫困会缩短人的寿命、降低生活的幸福感。

（4）行为和生活方式——如吸烟诱发肺癌和心脏病。因此，减少这类行为则可以减少发病的风险。

（5）家族遗传质和个人生理特质。

与基于生物医学健康观的社区健康问题评估相比，基于生物心理社会医学健康观的社区健康问题评估把评估对象从患病人群拓展到健康人群，因此更加符合世界卫生组织的“人人享有卫生保健”战略精神。基于生物心理社会医学健康观的理论视角，分析影响社区健康的原因范围就会从生物学原因拓展到社区环境原因，因此不仅有利于发现社区患病居民的疾病治疗和康复，而且有利于保护和促进其他居民的健康。基于生物心理社会医学健康观的社区健康问题评估把健康保护和促进的力量范围从专业的卫生服务组织和机构拓展到社区的力量，从而能够帮助专业卫生组织缓解资源不足的困境。

（二）“问题”概念

“问题”是“社区健康问题”评估的又一核心概念。初涉社区健康问题评估的社区卫生服务人员会担心社区居民提出的问题无法解决怎么办，这其实是源于对“问题”的误解。所有真“问题”都是有解的，无解的问题不是真问题。

从科学的角度看，问题包括两个组成要素：一个称为疑问项，另一个称为解答域。疑问项为提问的内容，也是科学要通过研究揭示的对象。如在“哪些因素诱发癌症”问题中，“哪些因素”就是疑问项。“解答域”就是对答案范围做出的限定，它也是科学问题的重要组成部分。科学问题作为一种特殊的知识形态，它所提供的知识不仅表现在提出探索的对象，而且表现在提示答案的存在范围。科学问题的“解答域”由科学范式决定，在不同的科学范式中同一个问题的解答域不同（李祖扬，1996）。仍然以“哪些因素诱发癌症”问题为例。生物医学范式的解答域把诱发癌症的因素限定在生理因素如遗传质、物理化学等因素范围内，而生物心理社会医学范式则把诱发癌症的因素范围从生物、物理、化学等扩展到心理、行为、社会方面。

科学问题的二元结构不仅说明真正的科学问题是有解的，而且为我们寻找解答划定了范围，从而为我们寻找答案提供了指导。真正的健康问题属于科学问题范畴，因而也是一个有解的问题。

从日常生活的角度，在社区健康问题评估中社区居民会不会提出无解的问题呢？通常情况下是不会的，因为日常生活经验足以教会人们不去关注无解的问题，即使社区居民提出一个看似无解的问题也可以通过问题转换把问题转换为有解的问题。例如，在社区健康问题评估中，一个社区一致要求把社区内的一个垃圾中转站搬迁出社区，因为中转站内等待中转的垃圾不仅散发出难闻的异味而且还有污水流出。异味和污水当然不利于社区居民的健康，然而这个垃圾中转站既是社区生活的必需品，也是按照市政规划建设的，要把垃圾中转站搬走是不可能的。但是从保护健康的角度出发，这个不可能解决的垃圾中转站搬迁问题则可以转化为如何加强垃圾中转站管理的问题，即如何通过加强管理把垃圾散发的气味和外溢的污水降低到可以忽略不计的程度。在社区健康问题评估过程中，通过引导社区把看似无解的健康问题转换为现实可行的有解问题是社区健康问题评估者应该具备的一项重要能力，也是社区健康问题评估要达到的目的之一。

二、社区健康问题评估的核心原则

社区参与原则是社区健康问题评估的基本原则，“社区参与”在社区健康问题评估中有两个方面的含义：一是社区居民的有效参与，二是社区组织、群体的有效参与。

社区居民的有效参与是指社区居民在社区健康问题评估过程中具有和发起、组织社区健康问题评估的专业人员或政府官员具有同等的决定权。在过去的社区卫生服务需求评估中，社区居民的参与主要是低度参与，即作为调查对象按照专业人员的要求提供信息，对于社区卫生服务规划仅仅具有知情权或建议权。但是，在社区健康问题评估过程中，社区居民则具有和专业人员或政府官员同等的决定权。这是因为如果社区居民不能有效参与社区健康问题评估，专业人员认定的社区健康问题以及提出的解决方案可能无法得到社区居民的全力支持，甚至会因违背社区居民的意愿而遭到社区居民的抵制。

社区组织、群体的有效参与是指与社区健康问题有关的社区组织和群体的代表人具有和发起、组织社区健康问题评估的专业人员或政府官员具有同等的决定权。在既往的社区卫生服务需求评估中，社区组织和社区群体通常被排除在调查对象之外，不参与社区卫生服务需求的评估。这是因为社区卫生服务需求被限定在生物医学模式之内，社区卫生服务的对象主要是社区居民个体而不是社区群体或社区组织。在社区健康问题评估中，健康问题不仅是一个生物医学问题而且还是一个社区生活问题，这样的社区生活问题需要社区群体或组织做出某些改变才能有助于其解决。换句话说，在社区健康问题评估中专业的卫生服务组织的力量只不过是解决社区健康问题的力量之一，社区群体、社区组织同样是解决社区健康问题的行动主体。

三、社区健康问题评估过程中需要使用的主要方法

从社区健康评估的概念可知，社区健康问题评估的主要工作是搜集社区健康问题，确定社区健康问题的优先序列，选择作为社区卫生治理行动对象的健康问

题，设计社区卫生治理行动计划。基于此，社区健康问题评估过程中需要使用的主要方法包括以下几类。

（一）文献研究

一般而言，文献资料是指以文字为载体的资料。但是随着现代科技的发展以及研究方式的科技化，出现了视频、音频等新的研究资料形式，这些形式的资料也可以归到文献资料一类。文献资料一般包括研究论文、研究报告、统计、年鉴、政策以及由研究机构或社区成员保存的视频和音频资料。从资料的来源角度看，资料来源主要有图书馆的图书资料、图书馆提供的网络数据库，有关政府部门等。文献资料的分析方法主要是定性分析，有时也需要做定量处理。

在社区健康问题调查中，文献研究主要用于了解社区基本情况，为分析社区健康问题提供科学依据，为设计社区卫生治理行动计划提供参照等。

（二）头脑风暴调查法、问卷调查法、访谈法、焦点小组方法、想象法

其中，头脑风暴调查法、问卷调查法、访谈法、焦点小组方法（focus group）主要运用于了解社区内存在哪些健康问题以及引发健康问题的主要原因等。

头脑风暴法是在短时间内收集不同看法的有效方法。头脑风暴法在所有实证调查方法中是最简便的一种方法，它对使用者几乎没有什么要求，唯一的原则就是让被调查者最大限度地表达自己的看法。在使用头脑风暴法调查社区内存在的健康问题过程，调查员可以请被调查者把自己认为社区内存在的健康问题写出来或者说出来。如果是说出来，则需要调查员做记录或录音。在这个过程中，调查者需要注意两点：一是让被调查者最大限度地列出他认为社区内存在的健康问题；二是不要对被调查者列出的问题进行评价，尤其要注意的是不要在被调查者列举问题的过程中进行评价，以免影响被调查者自己的看法。这一点需要使用头脑风暴法的调查者牢记在心，因为一般人都会对他人的观点看法产生自己的看法并表达自己的看法。最后，调查员应该仔细审查列出的健康问题，对其中可能会产生歧义的问题要请被调查人进行解释和描述，直至弄清楚为止。

焦点小组方访谈法产生于 20 世纪 40 年代的社会科学领域，作为常用的一种定性研究方法，焦点小组访谈法具有成本低、资料获取直观、便利、对于环境设定和结构设计的要求低、可深入研究和详细考察研究命题、并且能够与研究对象形成良好的互动等优点。一般而言，焦点小组成员数量以 6~10 人为宜，小组成员应该具有相同或相似的背景，如年龄、性别、职业、经受相同的健康问题等。

访谈员用准备好的访谈提纲进行提问，小组成员自由地讨论对问题的看法，访谈员充当鼓励小组成员参加讨论、发表自己看法的角色并负责并记录工作。在访谈过程中，访谈员不得对小组成员的观点进行任何评价或批评。焦点小组访谈法可用于社区健康问题评估的各个步骤。

想象方法（vision）主要运用于了解社区成员对自己或社区的未来的设想，例如，请社区居民设想一下一个健康的社区应该是什么样子？或请受社区健康问题影响的居民想象一下社区卫生治理行动应该达到什么样的效果或实现哪些变化？通过想象方法得到的资料可以帮助设计人员设计出更加贴近社区居民想要的社区卫生治理行动方案，也可以提高社区居民参与社区卫生治理行动的积极性，因为治理行动方案反映了他们的期望和理想。

（三）德尔菲选优法和简化的 Delbecq 小组技术主要运用于对社区健康问题的优先级进行排序

德尔菲选优法（Delphi Prioritization）的使用方法是把通过头脑风爆发、访谈法、问卷调查法等方法调查得到的社区健康问题制成问题列表，邮寄给相关专家或社区意见领袖，请他们对问题进行排序并将结果发回。收回后通过加权法排列出健康问题优先顺序。德尔菲选优法的好处是不需要把被调查者召集到一起。

简化的 Delbecq 小组技术（Delbecq Group Technique）是 Delbecq 小组技术的简化版。Delbecq 小组技术是由 Delbecq 教授和 Van de Ven 教授（1971）在 1971 年开发的，该方法运用于决策环境复杂，要通过个人偏好的汇总来进行小组决策，建议小组人数为 5~8 人。我们以社区健康问题排序为例来解释其具体方法是：把小组成员召集在一起，每个人把自己认为社区内存在的重要健康问题写下来，然后把个人所列出的问题交给调查员，由调查员把各人列出的问题贴到大家都可以看清楚的黑板或墙面上。接下来是让每个人把自己所列的问题及其理由阐述界定清楚，对复杂的问题可以进行分解。在这个过程中小组成员可以相互提问直至把问题的含义弄清楚，然后把所有问题进行归并形成一个问题列表并请小组成员对列表中的问题进行排序，最后运用加权法排列出问题的优先顺序。简化的 Delbecq 小组技术省略了列举和解释、归并问题并形成问题列表的过程，这个过程在社区健康问题评估中一般通过头脑风爆发、访谈法、问卷调查法等来完成。因为社区成员数量巨大而不适用于小组技术。

在社区健康问题排序过程中，简化的 Delbecq 小组技术运用方法如下：由于在搜集社区健康问题这个步骤中搜集到的问题一般都会很多，为了排除部分相对不重要的问题，减少列表中问题的数量，降低因问题过多而对参与排序的人员造成不利影响。所以对社区健康问题排序的第一步是把参与排序的人员划分为 5~8

人一组，然后调查员把已经制作好的社区健康问题列表分发给各个小组。每个小拿到问题列表后，由调查员发给每个小组成员 5~8 枚小标签。然后让一个小组成员把标签贴在自己认为最重要的问题边上，小组成员依次进行，一轮结束后再开始下一轮。需要明确提醒的是，在下一轮中，同一个人对自己在上一轮中已经选过的问题不等再选。最后，根据每个问题获得的标签数量排列出优先序列。每个小组选择前 3~5 个问题作为小组排序结果。分组排序任务结束后，所有小组成员重新汇聚成一个大组，由调查员把每个小组选出的 3~5 个问题汇编成一个缩短了的问题清单。如果这个清单还是偏长，则可以重新分组，重复上述小组排序过程，直到剩下 10~15 个问题为止并制成最后问题列表。最后，在让大组成员对最终的问题列表中的问题进行排序，重复上述小组排序方法，最后选出最需要解决的社区健康问题。

（四）力场分析法

力场分析法（force-field analysis）主要运用于分析参与社区卫生治理行动的组织和群体之间的关系。力场分析法是由美国社会心理学家库尔特•卢因（Kurt Lewin）创立的，库尔特·卢因认为，任何事物都处在一对相反作用力之下且处于平衡状态。其中推动事物发生变革的力量称驱动力，试图保持原状的力量是制动力。一个系统处在二力作用的动态平衡之中。卢因认为一个组织就是一个动态系统，如要发生变革，驱动力必须超过制约力，从而打破平衡。力场分析方法首先要求列举影响事物变迁的所有因素，然后对各种因素进行排序梳理，这样有于全面了解事物变迁中的各种影响因素，再合理运用因素间可转换的特性，及时调整作用力，通过把制动力转换成驱动力，促使变迁向预期方向发展。在社区健康需求评估过程中，力场分析法主要运用于社区卫生治理行动计划的设计阶段。在这个阶段，参与行动计划设计的人员要对与卫生治理行动有关的所有人、群体、组织进行梳理，并评估他们对计划中的治理行动的观点、看法和态度，然后，把他们区分为制动力和驱动力两种类型。然后，对制动力产生的原因、制动力向驱动力转化的条件、方法等进行调查研究，最终把制动力转换为驱动力。

（五）行动规划法

行动规划法运用于规划社区卫生服务治理行动方案。规划方法的要点是确定目标、方法、资源、责任和时间。在社区卫生治理行动方案规划中：

首先要设定治理行动的总目的和具体目标。总目的是指治理行动要达到的总体效果，具体目标是指要通过治理行动改变的状况。

其次是明确行动路径和具体方法。规划小组可以运用头脑风暴法对行动路径及其具体方法的可行性、可测量性、具体性以及社区参与性等进行分析。

再次是明确卫生治理行动所需资源。以上一步得出的行动路径和方法为基础，规划小组可以运用头脑风暴法、力场分析法去分析可能得到的资源。

最后是确定每个具体行动的责任人并按照时间序列排列各个具体行动。

第三节　社区健康问题评估的基本步骤

社区健康问题评估可以在社区、行政区、区域、国家等不同单位上开展，选取什么单位开展社区健康问题评估取决于社区健康问题评估组织的目标和能力。如果是为了规划全国性的社区健康发展规划，那么最好由国家卫生行政部门或由国家卫生行政部门委托的专业研究机构在全国范围内进行。相反，如果是为了在某个社区内发起一项社区卫生治理行动，那么，由当地社区卫生服务中心作为组织者，在目标社区内开展评估就可以了。

社区健康问题评估一般可以划分为：①准备阶段；②列出社区内需要解决的主要健康问题清单；③确定需要优先解决的健康问题；④设计解决问题的社区治理行动方案。接下来我们将以社区卫生中心为评估行动的发起和组织者，以社区内的健康问题评估为例，介绍社区健康问题评估的每一个步骤。

一、准 备 阶 段

在准备阶段，首先需要考虑的是怎样组织评估团队，也就是评估团队由哪些人构成？谁来领导这个团队。一般而言，社区卫生服务中心以及准备评估的社区内的社区卫生服务站（点）的行政管理人员、全科医生、护士、公共卫生护士都是合适的人员。除了社区卫生服务机构自身的人员外，还可以邀请目标社区的社区居委会、社会工作组织、社区教育组织等组织的工作人员参与评估团队。这些组织与社区之间都有各自特有的社会网络，有利于开展评估。在团队领导这个问题上，一般原则是按照组织协调能力和保障评估质量能力来选择合适的团队领导。具体来说，具有曾经成功地领导评估团队进行社区健康问题评估经验的人员是当然人员。若无这样的最佳人选，可以考虑为评估团队配备双领导，一个领导由社区卫生服务组织内部人员担任，主要负责协调评估团队与社区卫生服务系统之间的协调工作，另外一名领导则主要负责评估团队内部以及评估团队与社区之间的协调。这个角色需要较强的跨专业、跨组织的协调能力，通常而言，社区社会工作者更适合担当此角色。

除了在选择评估团队成员的过程中要考虑技能因素外，在团队组织工作完成后，还要对团队成员进行社区健康问题评估技能进行测试并根据测试情况有针对地进行培训。社区健康问题评估技能主要包括：文献资料收集方法、问卷调查法、访谈方法、头脑风暴法、小组讨论方法等调查方法的运用能力，跨组织、跨专业协调能力、社区动员能力，资料分析能力、撰写调查报告能力等。如果团队对自己的评估能力信心不足——这在社区健康问题评估开展之初是经常出现的问题——还可以聘请有能力、经验的专家作为顾问或督导，以便在整个评估过程中提供指导和评估质量监督。

在完成上述组织培训工作之后，赴社区实施评估之前，还需要做文献资料收集分析工作，也就是要收集有关待评估社区的基本情况资料。这主要包括：

社区人口状况——人口总数、性别比例、老龄人口、妇女人口、婴幼儿人口占总人口数的比例。

社区人口的健康状况——如出生率、发病率、患病率、死亡率、平均期望寿命等。

社区人口的行为特征——如生活方式、休闲娱乐活动方式、工作方式等的主要特征。

社区物理状况——居住条件、卫生条件、内部通行条件、运动场所和设施等等。

社区社会状况——社区的社会分层状况，社区内的主要组织（包括社区内的政府组织、非政府组织），社区内的主要群体（各种兴趣群体、利益群体），社区内的主要社会网络。

社区经济状况——社区居民家庭收入状况、社区赢利性组织的经营状况、社区失业人口、贫困人口占总人口数的比例等。

社区文化状况——社区居民对社区价值的认同、社区意识、社区传统习俗道德，社区文化群体和文化设施等。

社区历史状况——这是综合性的文献，可以包括上述各方面的历史变迁，其价值在于：透过社区的变迁历史，我们能够更好地了解社区的现状，也能更准确地预测社区的未来。

总之，在条件许可的情况下，有关待评估社区的文献研究越全面、越细致越好。

最后，拟定一个评估计划，对评估目的、评估进度、人员分工、评估质量控制、经费使用等做出计划。

二、制定当前社区内需要解决的健康问题清单

不同的社区有不同的健康问题，不同的社区成员对社区内存在哪些健康问题有不同的看法，要在社区内发起一项社区卫生治理行动，首先要弄清楚当前社区内存在哪些需要解决的健康问题，完成这个阶段任务的主要方法是头脑风暴法、

问卷调查法、访谈法等方法。

由于社区成员缺乏健康相关的专业知识和信息，他们对健康问题的理解与专业人员的理解也不同，列举出的社区健康问题可能会与专业的卫生工作者列举的健康问题有差异。因此，在调查社区内存在的健康问题时，可以首先把调查对象区分为专业人员和非专业人员两大类，分别进行调查。

卫生专业人员的范围。选择这类调查对象的总原则是被调查者要熟悉目标社区的健康状况。由于从事不同的具体卫生工作的人员关注的健康问题也不同，所以要把从事不同的社区卫生工作的人员都纳入调查范围。熟知当地社区健康状况的社区卫生工作人员主要包括社区全科医生、社区护士、社区公共卫生护士、社区卫生服务管理人员以及当地研究社区卫生问题的专家。

社区成员的范围：顾名思义，社区成员的范围就是社区内所有具有社区身份的人，其范围除社区居民外，还包括较长时间内居住在社区内的承租客户、社区内的各种组织。为了全面而又快速地完成调查任务。可以对社区成员进行分类，即把社区成员区分为社区群体、社区组织和社区家庭。对社区家庭的调查可以运用抽样方法选取一定数量的样本开展调查。

无论是对社区群体、社区组织还是社区家庭的调查都可以运用小组调查法进行调查。小组调查法就是把被调查对象分成若干小组，如把社区群体、社区组织内愿意参加调查的人员分成若干小组，一般而言，小组人数以不超过 20 人为佳。如果调查对象是家庭，则家庭就是一个自然的小组。

小组调查法是头脑风暴调查法在小组中的运用，调查者的任务是说明要调查的问题，如“你认为社区内当前最需要解决的健康问题有哪些？”在提出调查问题之后，鼓励每一个小组成员说出或写出三到五个健康问题。最后，把每个成员提出的问题汇集成一张列表，让小组成员讨论哪些问题可以去掉。去掉那些可以去掉的问题之后就形成了小组调查的最后结果——该小组列出的、当前需要解决的社区健康问题。

把上述社区成员和社区卫生服务专业人员列出的当前社区需要解决的问题汇编成一个清单列表，这个阶段的任务就算结束了。

需要补充的事，在上述调查过程中，一般情况可以增加一个问题，那就是“谁或那个群体、组织有可能愿意参加社区卫生治理行动？”这个调查结果将为下一步的工作提供基础。

三、排列当前社区内需要解决的健康问题优先序列

社区卫生治理行动不可能一次解决社区内的所有健康问题，为了培养社区成员对社区卫生治理行动的信心，需要对作为治理对象的健康问题进行比较选择，

最后编制出健康问题的优先序列。

要对上一步列出的健康问题清单进行排序，首先成立一个社区健康咨询或决策委员会，委员会的成员为社区内各个组织、群体的代表，社区邻里代表等，人数以是否能够代表社区各个群体、组织、各个阶层为衡量标准。

接下来就是召开社区健康咨询或决策委员会会议，讨论当前需要解决的健康问题的优先顺序问题。会议的召开时间选择和地点安排应该以方便委员会成员出席为原则，会场安排以体现平等为原则（如把座位排成圆形）。讨论过程中，要让参会成员充分表达自己的意见。在必要时，评估小组成员需要以促进社区健康为总目标引导成员从分歧逐步走向一致。

排序的第一步是按照问题与健康的相关度进行排序。讨论可以围绕这两个方面的问题展开：①问题是直接导致健康问题还是间接导致健康问题。②问题对健康的不利影响是近期内表现出来还是远期才表现出来。通过讨论，最终把健康问题清单重新排序，与健康相关度最高的问题排在清单最前头，与健康相关度最低的问题排在清单最后头。

排序的第二步是按照健康问题对健康功能的影响程度进行排序。健康问题对健康功能的影响。Cavanagh and Chadwick（2005）把健康问题度健康功能的影响划分为五个方面：生理疼痛、精力状态、生理功能受限、精神功能受限、社会角色受限。对于其中的每个方面，按照严重程度，划分为 0~10 个等级。“0”表示没有影响，“10”表示影响最严重。按照这个标准，给清单中的每个问题打分。最后进行重新排序，得分高的排在清单最前面，得分低的排在清单最后面。

排序的第三部是按照健康问题的影响面排序。影响面的衡量可以用受健康问题影响的人数多少，或指受健康问题影响的人数占社区总人口数的比例这两个指标加以衡量。后一个指标的使用需要和其他社区进行比较以确定影响面的大小。最后进行重新排序，影响面最大的健康问题排在最前面，影响面最小的健康问题排在最后面。

通过上述三轮排序之后，选择排在前面的 5~8 问题制成当前社区内需要解决的问题清单，留待下一步使用。

四、选择一个作为社区卫生治理对象的健康问题

为了进一步明确作为社区卫生治理对象的健康问题，接下来的工作是对上一步完成的健康问题清单中的问题进行再次比较排序。

排序的第一步是按照可行性原则进行排序。解决健康问题的可行性是指解决该健康问题的可能性大小，可以从以下方面对可行性进行判断：

(1)有无成功的先例，这个问题可以由评估小组检索文献或咨询专家来解决，

并在社区健康咨询委员会的讨论会上介绍文献检索和专家咨询结果。以供讨论者参考。

（2）解决社区健康问题的社区治理行动可能涉及哪些社区成员，需要哪些资源，治理效果何时显现，怎样测量治理效果。

（3）社区对解决方案的认同度，包括社区成员参与社区卫生治理行动的可能性，社区可能动员的资源种类和数量对社区卫生治理行动需要的满足程度。

根据上述三个标准，对健康问题清单进行重新排序，可行性最大的排在最前面，可能性最小的排在最后面。

排序的第二步是按照治理效果进行再次排序。这里所说的治理效果是指通过社区卫生治理行动能够实现的效果或功能。一个健康问题的解决其最大效果是兼具健康促进效果、疾病预防效果、疾病治疗效果和疾病康复效果。相反，最小的效果可能只具备其中某一项效果。

一般而言，经过这次排序，排在清单最前面的健康问题就可以作为社区卫生治理对象了。但是，有时也会发生意外，这就是被社区认为当前需要解决的重要健康问题与外部援助机构或社区卫生服务专业人员认为的健康问题并不相同，在这种情况下，一般应以尊重社区意愿为首要原则。一般的做法是：对该健康问题的原因进行分类，然后，选择与健康最相关的、且最有可能消除的原因或最有可能改变的原因作为社区卫生治理对象，这样做既可以满足项目、特别是外部援助对健康相关性的要求，也可以获得最大限度的社区认同和支持。

五、设计社区卫生行动治理方案

到这一步，需要通过社区卫生治理行动解决的社区健康问题已经确定了，接下来的任务就是设计社区卫生行动治理方案，设计方案的过程包括以下基本步骤。

第一步是对要解决的健康问题做前期调查，调查包括如下主要方面内容：

（1）对问题现状进行调查。包括哪些人群受到该健康问题的影响，影响人的哪些方面的健康功能，在各个方面的影响程度如何？

（2）对受影响人群的期望进行调查。了解受该健康问题影响的人群对于社区卫生治理行动效果的期望，即他们期望达到什么样的效果或实现哪些方面的改变？尽管这些期望难以完全实现，但是把这些期望作为设定社区卫生治理行动目标的参照系，将有助于提高治理行动方案的全面性，有助于激发治理行动方式创新，有助于治理结果得到社区认同。

（3）对引发该健康问题的原因进行调查。这不仅包括对受影响的人群进行调查，了解他们对引发自身健康问题的原因的看法，而且包括对检索文献资料、咨询专家，最终制作出引发健康问题的原因清单，并运用小组工作法对原因进行分类，评估各类原因对健康问题的重要性程度以及消除或减少各类原因的可能的方法。

（4）社区社会资本状况调查。社区卫生服务治理行动将有可能导致社区社会资本的增加，而社区社会资本的增加将有助于社区治理行动能力的提高，因此需要对实施卫生治理行动前的社区社会资本状况做一个基线调查（有关社区社会资本调查的意义和方法详细见第九章）。

第二步是设定社区卫生治理行动目标，这包括如下内容：

（1）设定社区卫生治理行动的总体目标。总体目标是对治理行动要达到的总体效果进行概括。

（2）设定社区卫生治理行动的具体目标。具体目标是指通过社区卫生治理行动要实现的具体的改变，它包括实现哪几个方面的改变，以及如何测量这些改变？

一般而言，社区卫生治理行动目标就是解决社区健康问题，而要解决健康问题本质上就是消除引发健康问题的原因。健康问题的原因一般可以划分为以下五类即社会原因、经济原因、环境原因、生理原因和生活方式原因。因此，可以通过目标人群小组和专家小组讨论，对引发健康问题的原因进行分类，并按照各类原因对健康问题的影响程度进行排序，然后去掉可以忽略的原因类型。再对剩余的各类原因进行可行性评估，即评估消除各类原因的可能性大小并进行排序，去掉可能性极小的那类原因，组后剩下的几类原因就是要通过社区卫生治理行动加以消除的了。这也就是社区卫生治理行动的具体目标形成方法和过程。

行动目标要具备可行性和可接受性，可行性问题在下一步讨论，目标是否具备可接受性，这不仅需要依据健康的专业标准进行衡量，而且需要尊重目标人群的非专业判断，因此最适宜的做法是和目标人群一起讨论具体目标。

第三步是设计社区卫生治理行动路径和行动策略，这包括：

根据上述设定的具体目标，选择能够实现各个具体目标的行动路径和行动策略。在这个过程中，可以先检索有无先例，无论是成功的还是失败的案例。如果有，则要研究哪些方面的经验教训可以借鉴。在此基础上，具体描述需要实施的行动以及行动所需资源。行动路径和行动策略应该具备可行性，即在行动所使用的方法应该有理论和经验依据、行动所需的资源有保障、行动的过程是可以测量的。如果可行性较低或者通过咨询、研究难以找到达成具体行动目标的行动方案，则需要回到上一步，对行动目标做必要的调整以保证有可行的行动路径和行动策略实现之。最后，拟采纳的行动路径和行动策略还应该具有社区参与性，也就是方便各类社区成员参与卫生治理行动。

第四步是设定行动的进度表，这包括：

整个治理行动包括哪几个行动，每个行动分别在什么时间开始实施，每个行动需要划分为哪几个时间节点。

第五步是设立行动方案的负责机构和负责人，这包括：

总的行动由谁来负责，每个具体行动由谁来负责，责任人在行动过程中享有的具体权利和义务是什么。通常由社区卫生治理行动的发起者设立一个社区卫生治理行动协调委员会作为整个行动的负责人机构，每个具体行动的负责人对行动协调委员会负责。

第六步是整个行动方案的附件，这包括：

对参与社区卫生治理行动的人员进行必要的技能培训方案，针对卫生治理行动过程中可能发生的阻碍行动实施的因素的行动预案。

至此，整个社区卫生服务治理行动方案的设计工作就结束了，接下来的工作就是按照行动方案的计划实施卫生治理行动。

参考文献

李祖扬. 1996. 科学问题辨析. 自然辩证法研究, 12(8) :10-13.

袁方. 1997. 社会研究方法教程. 北京: 北京大学出版社, 156.

Cavanagh S, Chadwick K. 2005. Health needs assessment: apracticalguide.http://www.nice.org.uk/media/150/35/Health_Needs_Assessment_A_Practical_Guide.pdf.[2014-05-22].

Delbecq A L, Van de Ven A H. 1971. A Group Process Model for Problem Identification and Program Planning. Journal of Applied Behavioral Science, 7: 4466-4492.

第九章　社区健康治理行动评估

社区健康治理行动评估是社区健康治理行动的一项重要内容，它不仅能够帮助参与者及时发现社区健康治理行动存在的问题，找出原因、提出对策，而且通过评估还可以发现新的需要实施治理的健康问题，以便开始下一轮的社区健康治理行动。

第一节　社区健康治理行动评估概述

一、社区健康治理行动评估

“评估”的日常含义是“评议估价”的意思。评估是人类日常生活中经常性的行为，但“评估”从日常生活行为发展成一门学科则是 20 世纪 30 年代的事情，到 20 世纪 60 年代开始普及（Hogan， 2007）。在学术领域，“评估”通常被称为“项目评估”或“评估研究”，不同的学者对“评估”的定义各有不同，在最广泛的意义上，评估可以定义为“把对象和可接受的标准进行比较的过程”较为具体且比较通行的看法是：评估是一套规范的、用于研究项目（政策、项目、计划）的目标、过程和结果的社会科学研究程序（Green and Kreuter， 1999）。通过评估程序可以揭示政策、项目、计划引发的，有利的或不利的、预期或非预期的效果。依据不同的标准，可以对评估进行不同的分类。从评估对象的角度看，评估可以划分为项目需求评估、项目设计评估（也可称之为项目可行性评估）、项目过程评估、项目影响和结果评估、项目效益评估。从评估所依据的标准角度看，可以划分为经济效益评估、社会影响评估、环境影响评估、政治影响评估等。还可以根据评估标准是否为多个，把评估划分为依据单一标准的单一评估和依据多个标准的复合评估。从评估者身份的角度看，还可以把评估划分为外部评估和内部评估。

顾名思义，社区健康治理行动评估就是对社区健康治理行动及其产生的效果进行评估，其根本目的是要通过评估找出行动成功或失败的经验和教训。从评估者的角度看，社区健康治理行动评估属于内部评估，也就是说，对社区健康治理行动进行评估的主体不是来自于行动参与者之外的专家，而是来自于行动参与者内部。这是因为社区健康行动的根本性质是社区性，属于社区自治行动，即使在评估过程中聘请了外部的专业人员参与也改变不了社区内部成员的主体地位。从评估所依据的标准角度看，社区健康治理行动评估属于复合评估，通常要进行经济效益评估、社会影响评估、政治影响评估等。从评估对象的角度看，作为社区健康治理行动的一个环节，社区健康治理行动评估通常包括过程评估和结果评估。严格地说，社区健康治理行动评估也包括治理行动的需求评估、治理行动的可行性评估、治理行动的过程评估和治理行动的结果评估。我们在这里没有把需求评估和可行性评估包括在内，是因为在第八章中已经对这两个方面的内容作了介绍。

社区健康治理行动的过程评估，是通过分析健康治理行动的实际过程以确定行动过程是否按照计划进行。如果没有，则要分析是哪些原因导致行动没有发生，或是哪些原因导致行动的方式方法、内容、实际结果发生了变化，这些变化对于实现行动的总目标有哪些影响，怎样应对这些影响以确保总目标的实现。如果行动已经按照计划得到实施，则要分析行动引起了哪些改变，这些改变是否是预期的变化。如果是超预期的变化，则要进一步分析其对实现总目标的影响是什么，怎样应对这些影响以确保总目标的实现。

社区健康治理行动的结果评估是对健康治理行动产生的影响和结果进行分析的过程。其中，结果评估相对简单。例如，以一个以控制社区青少年意外怀孕为目标的社区健康治理行动为例，其直接结果的评估可能就是衡量青少年意外怀孕的发生率在健康治理行动前后的变化情况。但社区健康治理行动除了有一个具体的行动目标如减少青少年意外怀孕的发生率之外，还会产生诸多其他影响，如：增能——提升社区自我发展能力，赋权——提升社区成员权利意识和权利能力。提升社区成员的社区意识——使社区成员意识到社区的价值、形成社区归属感等，提升社区社会资本——通过社区健康治理行动促使社区成员形成有利于社区发展的社会网络，培养社区精英——培养具有动员能力、组织能力的社区行动领导人物，等等。通常情况下，这些影响不包括在社区健康行动治理计划的目标之中，但是这些“副产品”对于下一个社区健康治理行动、对于社区整体的建设和发展而言无疑又是十分重要的。因此，评估社区健康治理行动的这些副产品也是结果评估的重要内容。

二、社区健康治理行动评估的意义

社区健康治理行动评估是社区健康治理行动的一项重要内容，它具有多重重要意义。

（一）为决策者终止或调整治理行动项目提供决策建议

无论健康治理行动的计划多么认真、多么全面，计划毕竟还是计划，在实施计划的过程中还是可能遇到计划中未曾预料到的问题，即使已经做了预案，也难保实际行动就能够按照预案进行。当发生意外情况致使行动不能按照计划进行时，评估能够帮助决策者发现哪些导致行动不能按照计划进行的详细原因并提供相应的对策建议，帮助决策者做出决定，决定治理行动是继续还是终止、是扩大规模还是缩小规模、或是修改原定计划。

（二）评估能够衡量新型健康治理行动项目的实际效果

一般而言，发起一项新的健康治理行动之前都会对行动的可行性和效果进行评估，通过评估后才会实施具体的行动。然而，即使新的健康治理行动项目有成熟的理论作为基础，甚至有成功的个案经验做范例，这些还是不能保证行动能够达到预期的效果，更不能保证行动的实际效果正好与预期一致。这是因为社会行动项目及其背景极其复杂，包含各种各样的不确定因素。在一个社会环境中成功的健康行动项目到另外一个社会环境中就可能不成功。当然，行动的实际效果也可能比预期更好。因此，一个健康行动项目的实际效果如何，需要做出严谨的评估，以便衡量其是否成功或是在多大程度上成功，有无新的突破，等等。

（三）评估为改善健康治理行动的管理提供证据

即使是经过最科学、最严密计划的行动，也不太可能完全地严格按照计划进行，即使行动完全地严格按照计划进行也未必是最佳的——有可能在经济方面不是最佳，有可能在效率上不是最佳，也有可能效果上不是最佳。这就需要通过过程评估，对每个行动的实际状况、效率、效果、效益等做出评估，并把评估结果通告治理行动的负责人，以便其在管理上做出调整，使实际行动能够朝着最优的方向转化。

（四）通过评估能够发现健康行动的优势和劣势

健康治理行动与一般的过程项目相比，其附加值非常复杂。一个健康治理行动，即使在未能实现计划目标的情况下，也可能通过行动收获了社区成员的参与意识和参与能力的提升，在一定程度上改变了社区成员的知识、态度、行为，为社区群体、组织之间的合作打下了基础等，所有这些都可视为健康治理行动的附加值。不同类型的社区健康治理行动的附加值不同，不同类型的社区健康治理行动在哪些方面有优势，哪些存有劣势，只有通过评估才能做出准确的判断。

（五）通过评估证明治理行动项目的成功能够更好地争取援助

虽然健康治理行动项目要获得资助，资助方在给予资助之前会有一个评估程序以确定是否给予资助，而且会要求接受资助方在行动项目结束后提交项目行动的评估报告，以便确认行动项目的实际效果。因此，项目评估通常是受资助项目的一个基本程序。一个通过评估证明是成功的项目，将更容易获得更多的资助以便在更大范围内开展项目。一个通过评估证明其项目成功的项目组织在获得资助方面会更有竞争力。

（六）评估有助于发现新的社区健康治理行动目标

社区健康治理行动目标的选择需要经过复杂的程序、耗费大量的时间和人力去进行社区动员。而社区健康治理行动评估则可以省去上述社区动员过程，通过评估发现需要治理的健康问题，为下一个健康治理行动提供合适的目标。在理想状况下，社区健康治理行动是一个行动接着下一个行动的环形圈，这个环形圈的形成就是通过评估形成的。也就是说，一个健康治理行动结束后，通过评估发现新的问题，进而开始新的健康治理行动。

（七）评估有助于评估知识体系的发展和项目评估培训及实践的开展

评估之所以能够成为一门学问就是因为有大量的评估案例的积累，研究者通过对大量的评估案例进行研究建构出各种评估模型，提出各种评估理论。而评估个案、评估模型和评估理论的建构不仅为评估人员的教育培训提供了内容，进一步促进了评估活动的发展和科学化，而且也为评估实践提供了理论和方法的指导。因此，对健康治理行动进行评估，并以评估行动为对象进行研究，报告研究发现将为评估知识体系和项目评估的教育培训做出贡献。

三、社区健康治理行动评估的基本原则、步骤

（一）社区健康治理行动评估的基本原则

通常的项目评估均以项目明确陈述的目标为依据进行评估，评估的重点是项目是否实现了预期目标，而社区健康治理行动评估则与此不同，它不仅有明确陈述的行动目标如控制社区内某种疾病的发病率，而且还有很多未明示的目标如通过社区健康治理行动实现社区增能、赋权、培育社区社会资本、社区领导等多重附加目标。社区健康治理行动的多种附加值使得对其进行评估不能仅仅限于直接的结果评估，而是应该把评估范围扩大到它产生的附加值评估（Hawe et al.,

1998）。因此，社区健康治理行动评估需要遵循其特殊的基本原则。

（1）利益相关者治理原则。社区健康治理行动评估的利益相关者治理原则是指健康治理行动的利益相关者通过平等协商的方式制定健康治理行动的评估原则、评估指标体系和评估计划、参与评估过程、做出评估结论、分享评估报告等。在众多的政府或非政府自助项目评估中，通常会由资助方提供统一的评估标准和评估程序。评估者也乐于使用这种统一的评估指导手册进行评估。然而，这种评估方式更多地代表资助方的价值取向，项目的目标人口以及其他利益相关者的价值、利益很难得到充分体现，这致使项目的目标人口以及其他利益相关者自认为不过是项目的工具或载体而已，因而丧失支持、参与项目的主动性和积极性。然而，社区健康治理行动项目不仅要达到某个具体目标，而且同时还希望借助健康治理行动达到社区自我发展之根本目的，这就必然要求项目健康治理行动评估应该能够反映出社区居民、群体、组织的价值观和利益诉求。唯有这样，社区成员才有更高的参与健康治理行动及其评估的热情和动力。

（2）生态关联原则。社区健康治理行动评估的生态关联原则是指在确定评估对象的过程中要从生态系统的相互关联、相互影响原则出发，确定不同生态层次的评估对象。在社区健康治理行动中，行动影响所及的生态层次从微观到宏观依次为：在个体层次上，健康治理行动可能对个体的知识、观点、态度、能力、行为、社会活动网络等产生影响。在群体和组织的层次上，健康治理行动可能对群体组织的价值、文化、结构、合作能力、社会网络等产生影响。在社区层次上，健康治理行动可能对社区的文化环境、社会环境、自然环境、经济环境、社区与外部的联系等方面产生影响。在政策层次上，健康治理行动可能对相关政策的程序或实体内容产生影响。因此，在健康治理行动评估过程中不仅要从社区生态的不同层次的角度厘清评估对象，而且要从社区生态的不同层次之间的相互制约角度评估健康治理行动产生的影响。

（3）结果和过程并重原则。社区健康治理行动评估的结果和过程并重原则是指在评估过程中不仅要评估行动是否实现预期目标，而且要评估在行动过程中收获的附加值。健康治理行动评估与通常意义上的评估不同之处在于，通常意义的评估更多地关注项目计划陈述的目标是否实现，其过程评估也是围绕着怎样才能更好地实现预期目标这个核心任务展开的。而社区健康治理行动评估则不仅要关注行动计划所陈述的目标的实现程度，而且还有评估对治理行动社区生态系统产生的影响。如果治理行动对社区生态系统产生了积极的影响，使其朝着有利于社区可持续发展的方向转化，如社区成员的社区意识得到加强、社区群体组织的合作意识和合作能力得到培养、社区精英的能力得到锻炼等。那么，即使行动计划所陈述的目标未能实现，治理行动也应该视为是在一定程度上获得成功的。

（二）社区健康治理行动评估的基本步骤

虽然社区健康治理行动没有统一的评估模式和评估指标体系，但是为了保证评估的系统性，下述基本步骤还是值得借鉴的。

（1）组建评估团队。健康治理行动评估不是哪一个人的事而是一个团队的事。健康治理行动的主要参与者、资助者、受益者等利益相关者是构成评估团队成员的基本人选。评估团队成员之间应该是平等的伙伴关系。此外，还可以聘请有关专家参与评估团队或者作为咨询专家。

（2）评估前的准备。在开始评估前，需要为评估行动建构一个共同的基础。这包括通过协商明确评估背景、评估目的、评估对象、评估范围、评估方法、评估指标、评估程序、做出评估结论的方法和程序等。

（3）制订评估计划。按照时间顺序，详细列出每个时间段内应该做的评估工作以及具体的工作方法，工作标准、时间节点、责任人等。

（4）收集评估所需资料。这包括按照计划收集评估所需的资料，资料收集方法包括问卷、访谈、观察法等方法。应该有专人对收集的资料进行质量审核，并将审核结果及时反馈给收集资料的评估人员。

（5）分析评估资料。完成收集资料工作后，要对各种资料进行分类整理使其形成内在的结构关系。如果发现还有遗漏的评估信息未收集，则需要补充收集。在此基础之上，从整体的角度对各种资料的含义做出解释，资料的解释工作应该获得整个评估小组的认同。

（6）撰写和分享评估报告。评估报告不仅应该介绍评估过程、评估结论，而且还应该对评估结论做出解释，以便帮助健康治理行动的所有相关者理解行动所产生的各方面的影响。

第二节　社区参与及其评估

一、社 区 参 与

社区参与是社区健康治理行动的核心构成要素，没有社区参与就没有社区健康治理行动的发生。同时，社区参与又是社区健康治理行动的附加值甚至是社区健康治理行动的目标。因此，社区参与评估是社区健康治理行动评估中的一项重要内容。

作为一项发展战略，“社区参与”最早是由联合国在20世纪50年代提出的。20世纪50年代，为了帮助发展中国家治理贫困问题，联合国在世界范围内推广社区发展计划，并把社区发展定义为:“用以指依靠人民自己的努力和政府当局的努力，改善社区的经济、社会和文化状况，并把这些社区整合进国家生活，使其全力以赴地对全国进步做出贡献的过程”（夏学銮，2001）。然而，这一战略在过去的社区发展项目中并没有得到真正的重视。直到20世纪80年代初，既往的大量发展项目都没有取得预期的或理想的效果，这个事实迫使发展领域的学者反思既往的发展项目模式，并发现既往的、由政府或非政府组织决定的发展项目边缘化当地社区居民，是项目难以实现预期目标或效果难以持续的根本原因。基于这样的发现，20世纪80年代以后，“社区参与”概念逐步成为发展领域的核心概念和基本原则。到目前为止，社区参与的内涵经历了三个阶段的变化，虽然在每个阶段上都有不同的学者对社区参与做出各有侧重的定义，但总体上可以概括为参与程度依次加深的三个阶段：①作为被动合作关系的社区参与。这里的“社区参与”被发展项目方视为社区通过贡献自己的资源如土地、人力等来换取项目利益。项目的决定权掌握在外来组织或政府组织手中，当地社区居民或社区组织对项目本身没有影响力，他们所能做的只是是否愿意用自己的资源换取项目收益。②能够影响项目过程的社区参与。这里的社区参与被理解为社区利益代表参与项目的全过程并对项目过程产生实质性影响。通过这样的社区参与，项目能够更多地反映社区成员的意愿和利益诉求。③作为社区增能的社区参与。这里的社区参与被视为培养社区自我发展能力的手段和途径，而发展项目本身不过是社区参与的载体罢了。通过项目的计划实施过程培养社区自我能力是项目的最高目标。

纵观发展领域，“社区参与”可以区分为两个基本类型：①作为手段的社区参与。社区参与被视为社区和外部项目组织进行合作的过程，其主要目的是保证项目得到实施。在这里，社区参与由项目组织发起并被项目组织视为保障项目顺利实施的条件，“参与性发展”概念通常被用来概括这种类型的社区参与。②作为目的的社区参与。社区参与本身被视为项目的目的。这类参与可以概括为社区增能——社区成员通过项目过程获得知识、技能、经验因而能够为自身的发展承担更多的责任。当然，实际的社区参与大多介于这两个类型之间，所以，社区参与是一个以作为手段的参与和作为目的的参与为两端的连续谱系（Kahssay HM and Oakley P， 1999）。

从上述社区参与的内涵角度看，影响社区参与的主要因素有两个：一是社区项目或社区行动的组织结构的开放程度，组织结构的开放程度越高，社区参与的程度就越高。二是社区成员的参与能力，社区成员的参与能力越高社区参与程度就越高。

二、社区参与的评估

由于社区参与是由参与者、参与者的参与能力、参与对象的开放性三个方面要素构成。所以社区参与的评估相应地包含三个纬度的评估：广度评估、参与能力评估和参与深度评估。

参与广度是指参与社区健康治理行动的社区成员个体、社区群体、社区组织的数量分别占社区成员个体、群体、组织总数的比例。这个比例越大说明社区参与的广度越大。需要指出的是，社区参与广度的评估中要更多地关注哪些被社区居民认为能够代表他们意愿和利益的社区精英的参与数量。同样，衡量社区群体、社区组织的参与度也要重点衡量哪些与社健康治理行动关系密切的社区群体和社区组织的数量。衡量社区群体和社区组织是否与社区健康治理行动具有密切关系的基本方法，是看该群体或组织的支持或反对在多大程度上影响社区健康治理行动组织实施。通常情况下，行动的直接受益者、为行动提供资源者、行动可能对其产生某些不利影响者都应该列入广度评估的重点评估对象范围。参与社区健康治理行动的社区精英，社区内关键群体、组织的数量越多则社区参与的广度越大。

参与能力评估是对参与社区健康治理行动的社区成员的参与能力进行评估。因为社区成员的参与能力不仅影响社区参与的实际水平，而且也受到参与过程的影响，也就是说，通过参与可以提高社区成员的参与能力。在一般情况下，社区健康治理行动的组织者需要对社区参与者的参与能力进行前期评估，即社区健康治理行动之前的评估，通过评估以确定社区成员的参与能力并根据行动需要提供相应的参与能力培训。除了前期评估之外，作为社区健康治理行动的附加值，在社区健康治理行动结束后还需要进行后期评估也就是结果评估，目的是衡量社区成员在参与社区健康治理行动过程参与能力的变化情况。如果说参与能力的前期评估主要是由健康治理行动的组织者设定评估标准并实施评估的话，那么参与能力的后期评估则主要应该采用自我评估或同伴评估的方法进行评估。这里说的自我评估就是自己对自己的参与能力的变化情况做出评价，同伴评估则是指一起参与社区健康治理行动的同伴对其参与能力的变化情况做出评价。

参与深度评估是指对社区成员在社区健康治理行动中享有的地位或权力进行评估。社区参与的深度评估是社区参与评估研究的重点内容，研究者们已经开发出不同的评估方法。接下来我们重点介绍以下两种评估方法。

（一）阶梯评估法

阶梯评估法最早由 Arnstein、Brager G、Specht H 等提出，世界卫生组织欧洲区域中心在《社区参与当地健康和可持续发展》报告中（WHO，2002）以 Brager G、Specht H 的研究为基础把社区参与程度划分为由低到高的七个层次。

（1）社区完全没有参与——社区对项目完全不知晓。

（2）社区收到项目通知——项目组织制定项目计划并面向社区公布，期望获得社区同意。

（3）向社区成员请教——项目组向社区成员请教怎样推动项目，怎样让社区接受项目。为了项目管理得到执行，也在一定程度上给予社区参与项目计划的机会。

（4）征求社区建议——项目提出计划邀请社区质询，在绝对必要的情况下也可以修改项目计划。

（5）和社区联合制订项目计划——项目组提出一个初步的项目计划供那些受项目影响的人提出修改意见。

（6）社区在项目中拥有代表权——项目组提出要解决的问题和限定条件，让社区做出系列决定，这些决定要能够转化为可接受的项目计划。

（7）社区拥有控制权——项目组织邀请社区提出问题、做出决定并愿意帮助社区解决问题。

在实际的社区健康治理行动评估中，可以以上述对社区参与程度的划分为基础，进行适当调整社区参与程度的阶梯级次，制成 5 分或 7 分量表用于评估社区参与的程度。

（二）蛛网评估法

阶梯评估法给人的直觉是社区参与度越高越好，但在现实中，考虑到社区项目实施的需要，有时并非是参与度越高越好。此外，阶梯评估法主要评估社区在项目行动中的权力而未涉及其他，也有局限。因此，我们再介绍另外一种评估社区参与的方法——蛛网评估法。蛛网评估法最早是由 Rifkin（1988）和他的两位同事共同开发。以 200 多个社区参与健康项目案例为基础，Rifkin 和同事归纳出社区参与的 5 个纬度：需求评估——项目受益者在识别健康需求和设计社区干预计划中的角色；领导——社区群体、组织的参与项目领导的程度及其代表性；组织——社区健康干预的组织结构与已经存在的社区结构或社会网络的整合程度；资源动员——社区为健康干预计划动员和贡献资源的能力；管理——社区对健康干预项目的发展方向和发展状况做出决定的能力。每个纬度都被视为是一个连续谱，在评估中，通常把连续谱划分为 5 个或 7 个等级，数字的大小代表参与程度的高低，请参与评估的社区成员选择一个他们认为能够反映参与程度的等级。

蛛网评估图能够让社区成员直接看到社区的参与程度，可以用来比较社区成员在项目的不同阶段的参与程度。由于该方法的简单、直观、实用，所以在很多社区健康项目中都用它来评估社区参与。图 9-1 中的不同大小的网表示社区参与度的不同，由内向外，表示参与度依次增加（Baatiem et al.， 2013）。

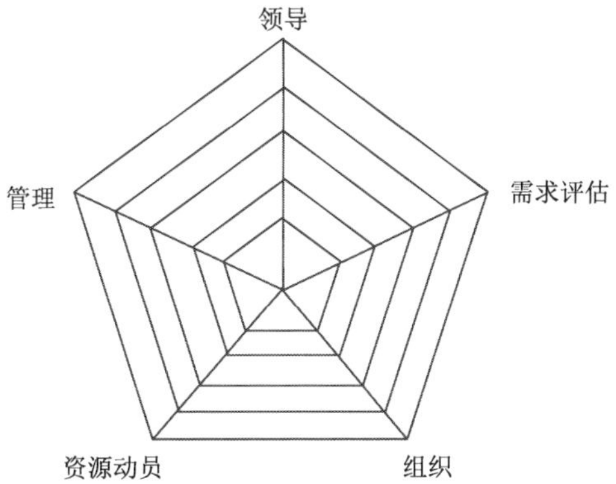

图 9-1　蛛网评估图

第三节　社区社会资本及其评估

一、社会资本的定义和内涵

虽然早在 20 世纪中叶就已经有人提及社会资本这一概念，但直到 1980 年法国著名社会学家皮埃尔·布尔迪厄（Pierre Bourdieu）正式使用社会资本概念之前，都没有引起学术界的注意。1980 年，皮埃尔·布尔迪厄在《社会科学研究》上发表了题为“社会资本随笔”的论文，将“社会资本”定义为“实际的或潜在的资源的集合，这些资源与由相互默认或承认的关系所组成的持久网络有关，而且这些关系或多或少是制度化的”。布尔迪厄对社会资本的定义和探讨，受到著名社会学家詹姆士·科尔曼（James Coleman）和罗伯特·普特南（Robert Putnam）的关注，他们进一步对社会资本概念进行了研究和阐发，并旋即引起国际学术界的广泛关注，许多学者加入到社会资本研究行列并提出了自己对社会资本的看法。詹姆斯·科尔曼（1999）认为“社会资本的定义由其功能而来，它不是某种单独的实体，而是具有各种形式的不同实体。其共同特征有两个：它们由构成社会结构的各个要素所组成；它们为结构内部的个人行动提供便利……与其他形式的资本不同，社会资本存在于人际关系的结构之中，它既不依附于独立的个人，也不存在于物质生产的过程之中”。普特南（Putnam，2001）对社会资本的定义是:“社会资本是指社会组织的特征，诸如信任、规范以及网络，它们能够通过促进合作行为来提高社会的效率”。福山（弗朗西斯·福山，2001）对社会资本的定义是:“社会资本是由社会或社会的一部分普遍信任所产生的一种力量。它不仅体现在家庭这种最小、最基本的社会群体中，还体现在国家这个最大的群体中，其他群体也同样体现这种资本”。林南（2005）对社会资本的定义是:“社会资本——作为在市场中期望得到回报的社会关系投资——可以定义为在目的性行动（purposive action）中获取的和（或）被动员的、嵌入在社会结构中的资源。”

从上面列出的代表性的“社会资本”定义可以看出，虽然不同的学者对社会资本的理解各有不同，但从其基本内涵看，社会资本是指不同层次的社会主体（包括个人、群体、组织、社会甚至国家）间紧密联系的状态及其特征，其表现形式有社会网络、规范、信任、权威以及为某种行动所达成的共识等。社会资本存在于社会网络之中，它通过主体之间的合作进而提高集体行动的效率。概言之，社会资本的构成要素可以概括为：社会网络、网络内的资源、规范网络中主体行为的价值观和规范。需要指出的是，由于社会资本直接探讨社会纽带的连接方式，这一点同中国社会讲究的“关系”概念的确有几分相似之处，但二者又不可混为一谈。鲍威尔（2003）曾经明确指出社会资本包含社会网络和价值观这两个要素：“社会资本包括充满生机的公民社会中的制度性关系，从扩大的家庭到邻里的网络，从社群团体到宗教组织，从年轻人俱乐部到家长教师协会，从地方商业组织到地方公共服务机构，从幼儿游戏组到巡逻的警察，等等，它们都建立在团结一致的个人主义和积极公民权基础之上。这种公民社会的核心是慈善、同情、信任和参与等价值观。”我国学者翟学伟（2009）则进一步指出关系的研究基础是家庭本位的社会，而社会资本的研究基础是公民社会，它们在个体选择性、成员资格、公私利益、参与性和做人等方面都有差异。也就是说，社会资本的内在价值取向更多地指向公平正义，而我国的“关系”概念的内在价值取向却更多地指向个体利益。

二、社会资本、健康、社区健康治理行动

在社区健康治理行动评估中，社会资本的评估是不可缺少的一项内容，其原因在于社会资本、健康以及社区健康治理行动之间存在着密不可分、相互促进的关系。

首先，社区社会资本既是社区健康治理行动的驱动因素，又是社区健康治理行动的重要成果之一。社会资本的存在代表了居民间存在互信互惠的社会关系网络，这种关系不仅为居民参与社区集体行动提供精神动力，而且能够减少合作过程中的互动成本，换句话说，也就是减少因彼此不信任、不熟悉而造成合作障碍。例如，一项对意大利、美国、伊朗三个国家的比较研究表明，社区社会资本与社区参与之间具有正相关关系，社区社会资本能够促进社区参与（Cicognani et al., 2008）。我国的研究也证实社会资本对社区参与有促进作用，张红霞（2004）的研究揭示，作为社区社会资本要素之一的社区认同感与社区参与之间存在正相关关系，人们对社区的认同感越强烈，对小区活动参与的积极性也越高。涂晓芳和汪

双凤（2008）的研究也证明社区社会资本的缺失是社区居民参与社区集体行动积极性不高的原因。

其次，社区社会资本又是社区健康治理行动的重要附加值之一。社区集体行动则为社区社会资本的形成提供了契机和动力，在没有社区集体行动的条件下，社区居民特别是新建小区的居民之间很难形成社会联系。但是，如果有激发事件如社区环境受到威胁或其他利益受损、或是能够反映社区需求、代表社区利益的集体行动，如社区组织发起的社区居民之间的剩余日用品交换、社区亲子乐活动等，都会把原本互不相识的居民聚集到一起。通过集体行动，社区成员之间建立其相互信任、相互尊重、相互配合关系，社区价值观念也会通过社区行动得到传播和加强。因此包括社区健康治理行动在内的社区集体行动对社区社会资本的积累能够得到积极的推动作用，社会资本成为社区集体行动的重要附加值之一。

再次，社会资本能够促进健康状况。从其功能的角度看，社会资本具有支持功能，拥有社会资本的人能够通过社会网络得到社会支持，因而有利于其健康的维持和促进。社会资本对健康的促进功能已经被国内外的研究所证实。Rocco 和 Suhrcke（2012）通过对欧洲十四个国家的社会调查数据再加上部分区域调查数据的分析证明社区社会资本对健康有积极的功能。我国学者胡康（2012）运用 2006 年在福建省问卷调查获得的数据，检验了社会资本对城乡居民健康状况的影响程度及其影响机制。通过分析发现，虽然由特殊化信任和普遍化信任两个要素构成的功能部分社会资本对健康显示出积极的作用，但由社团参与数量、亲密网络规模及社会交往频度三个要素构成的结构部分社会资本对健康却显示出负面的作用。分析还发现，结构部分社会资本对健康的负面影响可能是通过加剧人们的喝酒频度来实现的。在这里，胡康是把社会网络等同于社会资本，因而得出结构部分社会资本有可能对健康产生负面影响的结论。反之，如果我们把价值观和社会网络这双重要素的角度来解读其研究结果，那么其研究发现则恰好证明社会资本有利于健康，而我国的“社会关系网”则不一定，甚至会对健康产生副作用。薛新东和刘国恩（2012）利用 2008 年中国健康与养老追踪调查（CHARLS）数据，实证研究居民社会资本与健康状况之间的关系，发现社会资本对健康状况有显著影响。个人社会资本指数每增加 10%，自评健康状况很好的概率增加 2.1%。此外，社会资本对健康状况的影响存在显著的性别差异、城乡差异和年龄差异。社会资本对女性健康的影响显著高于男性，对农村居民健康的影响显著高于城市居民，对 65 岁以下居民健康的影响显著高于 65 岁以上居民。

正是因为社会资本既是社区健康治理行动的助推力量同时又是社区健康治理行动的副产品，而社会资本又对健康具有显著的促进功能。所以，作为社区健康治理行动副产品的社会资本是重要的附加值，要全面评估社区健康治理行动的成果就必须评估社区健康治理行动引起的社区社会资本的变化情况。

三、社区社会资本的评估方法

虽然我们已经阐述了评估社区社会资本的重要性，但多少有点让人遗憾的是，学界对社会资本的测量至今并未达成一致看法，未形成对社会资本统一的测量方法。因此，我们目前只能介绍学界常用的社会资本测量方法，以供评估社区社会资本时选择使用或仅做参考。

（一）提名生成法

提名法是最早用于测量个体社会资本的方法，最早由 McCallister 和 Fischer（1978）首先提出，后来由 Van Sonderen 等加以完善。提名法包括两个部分的工作。其一是提名生成，目的是生成对被测试量者最重要的人员的名单。通常做法是测量者请被测量者列出他的社会网络成员的名单。由于个人会有不同方面的社会网络，因此，究竟需要列出哪个方面的社会网络名单则根据测量者的测量目的来定。测量者关注或研究哪方面的问题就请被测量者列出那个方面的社会网络。在社区社会资本评估中，评估目的是了解评估对象的社区社会资本的变化情况，因此，要请被测量者列出其社区社会网络。其二是请被测量者描述每个网络成员的资源状况以及成员之间的关系强度。关系强度通常可以用社会互动的频度、彼此的信任程度、交往时间的长短等来衡量。通过这两个部分的工作，就可以对被测量者的社会资本情况有一个清晰的图景——他的社会网络结构、网络中有哪些资源等就会跃然纸上。

（二）职位生成法

职位生成法也叫定位法，最先由林南和杜敏（Lin and Du， 1986）首次提出，后来得到了广泛的应用。职位生成法的第一步工作和提名生成法相同，也是请被测量者列出其主要社会网络成员，但是在第二步也就是描述网络资源时，不再需要被测试者对其网络成员的资源情况做出描述，而是请被测量者说出网络成员的职业就可以了。测量者直接利用职业声望表来评估网络成员的资源状况。具体方法是，测量者把被测量者的网络成员的职业和单位与定位表进行比对——定位表中不同的职业和单位有不同的分数标记，然后对所有被选择的单位类型及职业类型进行加总，并计算相应的职业类型和单位类型得分，最后用这些指标来反映个人社会网络中所嵌入的资源情况。

在运用职位生成法测定个体的社区社会资本过程中，定位表是关键工具。由于定位表中不同职业的职业声望会随着时间的变化而变化。因此，需要测量者检索最新的定位表。在非科学研究性的社区社会资本测量中，也可以自己制作定位表。

（三）资源生成法

资源生成法是比较新的、也是更为直接的测量个人社会资本的方法。资源生成法最初由 Snijder 提出，后来 Van de Gaag 和 Snijder（2005）一起对资源生成法进行修订。资源生成法是一种更为直接的、以测量个人能够从其社会网络中获得的资源为目标的社会资本测量法。其具体方法是，测量者对资源进行分类并制作资源分类表，然后请被测量者列出自己通过社会网络能够获得的资源类型。在社区社会资本评估中，评估者可以综合运用小组调查法和头脑风暴法制作资源分类列表，然后请被测量者列出其能够通过社区社会网络获得的资源类型，最后根据其能够获得的资源类型总量衡量其社会资本的总量。

以上介绍的都是测量个人社会资本的方法。接下来我们再介绍社区层次的社会资本的测量法。桂勇和黄荣贵（2008）以社区社会资本测量文献分析为基础，最终提炼出测量社区社会资本的最常见的 8 个纬度：参与地方性社团或组织、地方性社会网络、非正式社会互动、信任、互惠、志愿主义、社会支持、社区凝聚力和社区归属感。在确立社区社会资本测量的基本维度的基础上，研究者又根据文献概括出各维度的具体指标，结合中国实际情况，设计了一个完整的初始测量量表。接下来以上海的城市社区作为研究单位，运用量表进行调查，以检测量表的信度，最终得到经过修正的社区社会资本测量指标见表 9-1。

表 9-1　社会资本测量指标

测量指标	标准信度系数
地方性社会网络（local network）	0.746
小区里和你见面会彼此打招呼的邻居数量	
关系好到可以登门拜访的小区居民数量	
你的知心朋友中，有多少人居住在小区内	
你的普通朋友中，有多数人居住在小区内	
你是否有参加小区内的社团	
社区归属感（sentiment）	0.852
在小区有家的感觉	
喜欢我的小区	
告诉别人我住在那里很自豪	
大部分小区居民参与精神很高	
你对小区中发生的事情很感兴趣	
我是小区内重要的一分子	
小区凝聚力（sohesion）	0.789
小区里大部分人愿意相互帮助	
总的说来，小区居民之间的关系是和谐的	
最近两周你拜访邻居的次数	
最近两周邻居拜访你的次数	

续表

测量指标	标准信度系数
非地方性社会互动（non-local sociability）	0.840
你个人上个月的手机费是多少元	
过去两周你和朋友通电话的次数	
最近两周有多少次和非家庭成员一起吃饭、喝酒、泡吧等活动	
志愿主义（volunteerism）	0.806
如果有人发动居民来解决问题，你是否会参加	
如果小区一个公共项目不直接对你有利，你是否会为此付出时间	
如果小区一个公共项目不直接对你有利，你是否会为此付出金钱	
互惠与一般信任（reciprocity and general trust）	0. 667
如果有机可乘，大多数人会设法利用你，还是会尽量公正对待你	
你是否可顺利从邻居家借到需要的东西	
如果有一天你要出远门，能不能指望小屋其他居民帮你收挂号信、拿牛奶和报纸等	
社区信任（community trust）	0.641
你在多大程度上信任居委会	
你在多大程度上信任业委会	
如果有问题影响整个小区，你会主动发动其他居民一起解决吗	
你是否经常征求邻居的意见	
过去三个月，小区居民是否曾为你提供帮助	

在社区健康治理行动评估中，对社区社会资本评估的目的是为了了解社区健康治理行动对社区社会资本的影响。因此，需要在社区健康治理行动前和结束后两次测量社区社会资本以便做比对。测量的层次既可以定位于参加社区健康治理行动的个体的社区社会资本，也可以定位于社区层面的社区集体的社会资本，但前测和后测的层次定位要一致才能进行比较。此外，在测量个体社区社会资本时选用哪一种测量工具，在很大程度上取决于测量者与被测量者之间的熟悉信任程度。熟悉信任程度高的可以选择提名生成法或资源生成法，熟悉信任程度低的适宜选用职位生成法。因为，只有评估者和被评估者之间的熟悉信任程度高，被评估者才有可能详细地说出自己的社区社会网络成员状况以及自己能够从网络中获得资源的状况。但是，相比较而言，提名生成法或资源生成法更加准确，而职位生成法的准确度较低。最后，对社区集体的社会资本测量仍然是以社区个人为具体的调查对象，前测和后测都要随机选择调查对象，在条件许可的情况下，样本量越大越准确。社区社会资本总量既可以使用求和法即把所有样本测得的社区社会资本进行求和获得，也可以取其中位数代表社区社会资本总量。

参 考 文 献

鲍威尔·弗雷德. 2003. 国家、 福利与公民社会/ /曹荣湘. 走出囚徒的困境——社会资本与制度分析. 上海: 上海三联书店, 101.

弗朗西斯·福山. 2001. 信任: 社会美德与创造经济繁荣. 彭志华译. 海口: 海南出版社, 354.

桂勇, 黄荣贵. 2008. 社区社会资本测量: 一项基于经验数据的研究. 社会学研究, (3) : 122-142.

胡康. 2012. 社会资本对城乡居民健康的影响. 云南民族大学学报: 哲学社会科学版, 29(5): 51-60.

林南. 2005. 社会资本: 关于社会结构与行动的理论. 张磊译. 上海: 上海人民出版社,28.

罗伯特 D. 普特南. 2001. 使民主运转起来. 王列等译. 南昌: 江西人民出版社,199.

涂晓芳, 汪双凤. 2008. 社会资本视域下的社区居民参与研究. 政治学研究, (3): 17-21.

夏学銮. 2001. 社区发展的理念探讨. 北京行政学院学报, (4): 50.

薛新东, 刘国恩. 2012. 社会资本决定健康状况: 来自中国健康与养老追踪调查的证据. 财贸经济, (8): 113-121.

翟学伟. 2009. 是"关系" ,还是社会资本. 社会, 29(1): 109-121.

詹姆斯·科尔曼. 1999. 社会理论的基础(上) . 邓方译. 北京: 社会科学文献出版社, 354.

张红霞. 2004. 不同居住区居民社区参与的差异性比较: 对上海两个社区居民参与情况的调查. 社会, (5): 54-56.

Baatiema L, Skovdal M, Rifkin S, et al. 2013. Assessing participation in a community- based health planning and services programme in Ghana. BMC Health Services Research, 13: 233.

Cicognani E C, Pirini C, Keyes. 2008. Social Participation,Sense of Community and Social Well Being: A Study on American, Italian and Iranian University Student. Social Indicators Research, (89): 97- 112.

Green L W, Kreuter M W. 1999. Health Promotion Planning: an Educational and Ecological Approach, 3rd ed. California: Mayfield Publishing Company.

Kahssay H M, Oakley P. 1999. Community involvement in health development: a review of the concept and practice. Geneva: World Health Organization.

Hawe P, King L, Noort M, et al. 1998. Working invisibly: health workers talk about capacity building in health promotion. Health Promotion International, 13: 285-284.

Hogan R L. 2007. The historical development of program evaluation: exploring the past and present. Online Journal of Workforce Education and Development, 2(4) : 1-14.

Lin N, Du M. 1986. Access to occupations through social ties. Social Networks, (8) : 365-385.

McCallister L, Fischer C S. 1978. A procedure for surveying personal networks. Sociological Methods and Research, (7) : 131-148.

Rifkin S, Muller F, Bichmann W. 1988. Primary Health Care: On Measuring Participation. Soc Sci Med, 26(9) : 931-940.

Rocco L, Suhrcke M. 2012. Is social capital good for health? A European perspective. Copenhagen: WHO Regional Office for Europe.

Van de Gaag M P J, Snijder T A B. 2005. The resource generator: measurement of individual social capital with concrete items. Social Networks, 27: 1-29.

第十章　社区变迁之健康影响评价

社区变迁之健康影响评价的目的是通过对社区变迁进行健康影响评价以便避免或降低社区变迁对社区健康的不利影响。社区变迁之健康影响评价是卫生系统、特别是社区卫生服务系统和社区展开全面合作的主要方式。

第一节　社区变迁及其对健康影响

一、社 区 变 迁

社区变迁属于社会变迁的子概念，两者的区别仅在于考察对象的视角范围不一样，或者说变迁的对象不一样。社会变迁是社会学的一个基本概念，它泛指社会中发生的变化，既包括宏观的、如社会形态的社会变化，也包括中观的、如社会制度的变化，还包括微观的、如人们的行为方式的变化。不同的社会学家对社会学的理解不同因而其研究对象也不同，有的关注微观的、日常生活中的社会互动的变化、有的偏爱研究中观的、社会制度和社会组织的变化，还有的则热衷于研究宏观的、社会形态的变化。

社会学家从不同的视角去研究社会变迁，把社会变迁划分为不同的类型，如整体变迁和局部变迁、社会进化和社会革命、社会进步与社会倒退、自发的社会变迁与有计划的社会变迁，等等。其中，自发的社会变迁与有计划的社会变迁分类方式为更多的社会学研究者接受。自发的社会变迁也就是自然而然发生的变迁，它并非是人们刻意追求的、有意干预而发生的。有计划的社会变迁则是人们根据自己的意愿和设计而推动的社会变迁。随着人类科学知识的增长，人类社会中有计划的变迁越来越多。

社会变迁是社会的常态，可以说没有一成不变的社会。影响社会变迁的因素众多，在最广泛的意义上讲，构成社会的全部要素都在不同程度上影响社会变迁。在社会学里，社会学家通常关注的、影响社会变迁的主要因素为：自然环境、人口、社会制度、社会价值观和生活方式、科学技术、经济，它们既是引发社会变迁的原因也是社会变迁的具体表现。从人类社会发展的历史趋势来看，人类社会的变迁呈越来越快的加速趋势，导致人类社会加速变迁的根本原因不是自然环境变化的加速，而是人类的经验、知识、科学积累所致的自我发展能力的不断增长。

社区是社会的基本构成单元，也可以说社区是缩微了的社会。在传统的农业社会，一个与外界隔绝的山村，既可以称它为一个社区也可以称它为一个社会。在现代社会，由于通信技术的发展和普及，社会变迁较之以往会更快地在社区中得到反映，社区随着社会变迁的加速而加速自身的变迁。从变迁的对象角度看，社区变迁主要表现为社区物理环境的变迁、社区经济变迁、社区组织变迁、社区文化变迁、社区人口变迁、社区生活和行为方式的变迁等。从变迁类型角度看，社区变迁也可分为自发的变迁和有计划的变迁。从变迁的速度角度看，当代社区处于快速的变迁之中，一个社区可能因为居民的迁出和房屋出租而很快改变成外来人口聚集区，也可能因为城市发展而在极短的时间内从农村社区变成城市社区。

二、社区变迁对健康的影响

社区是人类生活的重要场所和领域，如果用二分法把社会划分为“社区”和“社会”的话，人们一生中的绝大部分时间、活动都是在社区中度过的。现代社会的开放流动赋予我们选择社区的自由，但我们不过是从一个社区流动到另外一个社区而不是脱离社区。正因为如此，社区的变迁或多或少、或直接或间接地影响我们的生活，影响我们的健康。从生态学的角度看，生态系统的质量以及个人与其生态环境之间的协调平衡状况是影响人的健康的主要原因。生存环境的质量下降或人的适应能力与生存环境的变化不相适应均会损害人的健康。

社区物理环境与居民健康。社区的物理环境是社区居民物质生活的基础条件，因而也是影响社区居民健康的重要因素。社区内或社区周边有无污染源，有无足够的健身场所，有无符合标准的安全设施如消防设施、急救通道，有无符合标准的卫生设施如生活污水、生活垃圾、粪便等的处理设施，有无安全的道路交通设施等，所有这些都对社区居民的健康产生影响。

社区经济状况与居民健康。经济状况是人类生存的基本条件，人类的物理环境在很大程度受经济条件的制约。从总体趋势来看，经济的发展有利于人类的健康，例如现代科学证明人均预期寿命与经济发展水平之间存在正相关关系。但是，如果从具体的人群或社区居民的角度看，社区经济对居民健康的影响究竟是有益的还是有害的，则需要具体问题具体分析。例如，在社区内开办有污染的企业，社区经济可能会得到增长，一些人的健康可能会因社区经济的增长而获益，另一些人的健康可则能因此受损。

社区社会环境与居民健康。社区社会环境是指社区居民之间的社会互动和组织程度。一般而言，社区居民之间的社会互动程度、群体活动多、组织程度高将有利于居民的健康，因为这种社区社会环境能够给予居民以精神的、物质的、服务的互惠和帮助，从而促进居民的健康。反之，社区居民之间社会互动程度低、人际冷漠则不利于居民的身心健康。例如，现代社区特别是新建的新型社区内老人的抑郁症、孤独症等精神疾患发生率偏高，其主要原因就是社区社会环境质量低下——人际互动少、彼此冷漠的结果。此外，社区内是否具备与健康安全相关的功能组织及其功能状况也都属于社区社会环境之列，对社区居民的健康也都有重要的影响。

社区居民的生活方式与健康。当代科学研究表明，在影响个人健康长寿的诸多因素中，自身后天因素占60%，而遗传因素只占15%。世界卫生组织提出健康的四大基石：合理膳食、适量运动、戒烟限酒、心理平衡。其中，前三项都属于生活方式。在饮食习惯方面，生吃、半生吃毛蚶引发了1988年上海发生30多万人的甲型肝炎大流行。宰杀、烹饪果子狸与2003年的SARS大流行密切相关。在生活习惯方面，人与畜禽生活环境混杂、相互密切接触是人感染高致病性禽流感、炭疽、布鲁杆菌病等多种人畜共患病发生的主要原因。饮食结构的改变，国民动物性食物的消费量上升，谷类消费量下降，烟酒消费增加，运动量减少与我国心脑血管病、高血压、糖尿病和肿瘤等慢性病快速增长和高发密切相关（王陇德，2010）。

社区文化环境与居民健康。文化的内涵极其丰富，广义的文化包括物质的、制度的和观念的文化，狭义的文化则仅仅指观念文化。鉴于我们前面已经述及社区物质、经济环境，所以这里所说的社区文化不再包括物质、经济文化，仅指制度的和观念的文化。文化不仅影响人的精神健康而且通过影响人的认知和评价体系进而影响人的行为，最终影响人的生理健康和社会生活的健康状况。由于受到市场经济加之西方的极端个人主义的影响，我国相当多的社区特别是城市社区缺乏互帮互助、团结友爱的社区文化，致使社区居民之间缺乏基本的邻里情感，退休在家的老人孤独、抑郁，视宠物比人更重要、更亲近。这些都是社区文化环境恶化、影响居民健康的表现。

概言之，社区的变迁——无论是自发的变迁和还是有计划的变迁——都对社区居民的健康产生积极或消极的影响。随着人类健康知识的积累、健康科学的发展，我们已经能够对引发健康问题的许多原因做出预测和判断从而帮助我们做出预防，这正是当代健康影响评价得以产生的基础。

第二节　健康影响评价

一、健康影响评价及其渊源

社区变迁之健康影响评价是健康影响评价在社区变迁领域的运用。自健康影响评价（health impact assessment，HIA）诞生以来，不同的学者或组织对健康影响评价的定义也有所不同。世界卫生组织认为健康影响评价是“程序、方法和工具的结合。通过健康影响评价，能够判断一项政策、项目或工程对所涉人口的健康的潜在影响以及这种影响在不同群体中的分布状况。”（World Health Organization， 1999）国际影响评价协会（International Association for Impact Assessment）使用的健康影响评价定义则是：“程序、方法和工具的结合。系统地评价由发展政策或发展项目引发的、有时是非预期的健康风险和健康促进因素，为保护和促进健康的决策过程提供基于证据的政策建议。”（Quigley， 2006）

从上述定义可以看出，健康影响评价的目的是要清楚地揭示公共政策对健康的影响以助其改进。为此，健康影响评价需要使用多种方法和手段，邀请健康专家、决策者、具有本土知识的利益相关者共同研究提议中的公共政策对健康的影响并提出政策修改建议，健康影响评价不仅利用专家的专业知识和经验而且尊重并充分利用公共政策所涉人口中的民众的本土知识和经验。健康影响评价既致力于揭示公共政策对健康的不利影响也致力于研究如何改进政策以便促进所涉人口的健康，健康影响评价还致力于揭示公共政策对健康的影响在不同群体中的分布、特别是对弱势群体的影响以便维护社会公平。

健康影响评价有两个源头，一是植根于环境正义运动的环境影响评价（environmental impact assessment，EIA）领域，一是把健康的公共政策和健康的环境视为健康的基本条件的健康促进领域（den Broeder et al.， 2003）。

（一）健康影响评价的源头之一——环境影响评价

“环境影响评价是指对规划和建设项目实施后可能造成的环境影响进行分析预测和评价，提出预防或者减轻不良环境影响的对策与措施、跟踪监测的方法与制度。”（摩根，2013）在 20 世纪下半叶，由于人口剧增、经济迅速发展导致出现环境污染、资源短缺、生态环境急剧恶化并威胁到人类的生存和发展的形势下，为了约束人类的行为和保护自身生存与发展的基础，美国在 1969 年实施的“国家环境政策法”第一次将环境影响评价程序法制化。该法案提出国家应当“……最大限度地合理利用环境，不得使其恶化或者对健康和安全造成危害，或者引起其他不良的和不应有的后果……谋求人口与资源的利用达到平衡，促使国民享受高度的生活水平和广泛舒适的生活”，并且指出对人类环境质量有重大影响的联邦行为，应当对“人类环境的区域性短期使用与维持和加强长期生命力之间的关系”等进行说明（李强和史玲玲，2011）。较早采用环境影响评价的国家包括澳大利亚、加拿大、爱尔兰、瑞典和新西兰等。

20 世纪 80 年代开始，世界银行利用其向发展中国家提供发展项目融资的渠道推动环境影响评价在发展中国家的发展。1992 年，在巴西里约热内卢召开的联合国环境与发展大会通过了《21 世纪议程》，该文献倡导全球各国在开展环境影响评价的过程中要开展健康影响评价。目前，环评已被全球广泛采用，且已较为完善。联合国 193 个成员国中，绝大多数都国家制定了环境影响评价相关法规或签署了国际法律相关文件。

环境影响评价在早期阶段主要关注发展项目对自然环境的影响评价，发展项目对健康的影响评价则被边缘化。因此，世界卫生组织在 20 世纪 80 年代提出了环境健康影响评价（environmental health impact assessment，EHIA）以弥补传统的环境影响评价之不足，但是环境健康影响评价仍然以生物医学健康观为理论基础，在评价中关注发展项目可能引起的死亡率、发病率、伤害等的变化状况。与环境影响评价一样，环境健康影响评价最初也是首先应用与基础过程项目，随后应用范围逐步扩展。到 20 世纪 90 年代，世界卫生组织在环境健康影响评价的基础上提出健康影响评价概念，并用生物心理社会医学健康观取代生物医学健康观作为健康影响评价的理论基础。

（二）健康影响评价的源头之二——健康的公共政策

健康影响评价的源头之二可以追溯到工业革命时期的公共卫生运动。西方工业革命的早期，工人阶级的健康状况极端恶劣、疾病肆虐，不仅严重影响经济的稳定发展而且激起工人阶级的抗争。一些政治家、社会活动家、卫生专家出于各自的目的对工人阶级的健康状况展开研究并提出了相似的结论：即恶劣的生活和工作环境是影响工人阶级健康的重要原因，并就如何改善工人阶级的健康状况提出了各自的建议。健康影响评价的直接源头则是 20 世纪 80 年代发展起来的健康促进运动。1986 年，第一次国际健康促进会议在加拿大的渥太华召开并发布了著名的《渥太华宪章》，宪章明确提出健康促进政策需要研究健康的不利因素以便帮助非健康部门去除其政策中不利于健康的政策因素。1988 年在澳大利亚的阿德莱德，召开了第二次国际“健康的公共政策”（Healthy Public Policy）会议，大会报告明确指出在追求健康的过程中，与农业、贸易、教育、工业、通信相关的政府部门在制定政策过程中应该把健康与经济发展视为同等重要的政策目标，这些部门应该对它们制定的政策的健康后果负起责任（Douglas et al.， 2001）。1991 年在瑞典的松兹瓦尔召开了第三次国际“健康的公共政策”会议。大会指出健康促进的道路在于使环境——自然、社会、经济、政治环境支持而不是毁坏健康，环境支持对于健康而言处于首要地位。世界卫生组织与 1997 年发布的雅加达宣言倡导公私部门的政策制定都应该进行健康影响评价（Fehr et al.， 2003）。1999 年，世界卫生组织发布了关于健康影响评价的哥德堡共识。到 2006 年，在曼谷召开的国际“全球化时代的健康促进会议”再次强调健康影响评价是制定公共政策的重要工具之一（World Health Organization， 1999）。

二、健康影响评价的意义

随着健康影响评价的发展，人们发现健康影响评价具有多重价值。虽然不同的研究者对健康影响评价的价值表述各有不同，但总体而言，健康影响评价的主要价值包括以下几方面。

（一）健康影响评价具有充当利益相关者联合决策工具之价值

健康影响评价的主体不仅包括健康专家和项目方，而且还包括当地社区代表和受项目影响的重要群体的代表。因此，健康影响评价构成所有利益相关者参与项目决策的机制。尤其是当地政府和当地社区的参与能够使项目或政策与当地的发展更好的结合起来，实现多方共赢。

（二）健康影响评价能够预防决策对健康的不利影响

健康影响评价不仅能够预先发现决策选择可能造成的各种健康后果，提出预防和控制措施，改进项目决策，而且能够对项目可能产生的健康影响后果在受项目影响的人口中的分布状况做出预判，这不仅可以减少项目引发的社会不公平，而且还可以避免项目、工程或政策受到部分群体抵制的情况发生。

（三）健康影响评价能够培养社会的健康意识和能力

健康影响评价把健康关注放到与项目相关的所有部门、组织、机构、群体的议事日程上，促使他们从健康的角度审视项目规划和实施，并在整个项目过程贯彻健康原则。健康评价过程中健康知识的传播以及健康评价活动本身都有助于提高相关人员、群体、组织的健康意识和健康能力。

（四）健康影响评价能够减轻健康服务系统的压力

在现行的社会管理分工体系中，具体承担维护社会健康责任的系统是健康服务系统，其他社会管理系统各有自己的特定范围的职责。非健康服务系统的决策通常很少考虑决策对国民健康的影响。健康影响评价的产生让所有社会管理系统的政策、项目都能够把健康影响纳入评价范围，使之更加有利于公共健康状况的改善。这意味着非健康部门参与到国民健康的保护和促进行动中，分担了健康服务系统维护社会健康的压力。

（五）健康影响评价为健康系统参与其他管理部门的决策提供了机制

在现有的社会组织分工体系下，不同的社会管理系统承担不同的管理责任。健康问题归属健康服务系统管理，其他管理系统各有其自己的职责范围。虽然非健康管理系统的决策可能构成国民健康的风险因素，但健康服务系统没有参与其他管理系统决策的组织机制，难以影响其他管理系统的决策。健康影响评价则为健康服务系统参与非健康服务系统的决策提供了组织机制，可以减少非健康管理系统的决策引发的国民健康风险。

（六）健康影响评价能够提高项目或工程的可持续性

既往的事实表明，凡是没有把健康考虑在内的项目、工程或政策都难以持续。随着经济社会的发展，人们对健康的要求会越来越高，过去的项目、过程或政策对健康的不利影响会越来越难以接受，最终导致工程、项目或政策被终止。健康影响评价通过预先评价工程、项目或政策的健康影响，可以有效地降低其健康风险因素，因而可以提高其可持续性。

第三节　健康影响评价之原则、步骤

一、健康影响评价的基本原则

任何一个理性的行动都有其价值原则作为基础、规范和向导，离开一定价值原则的行动将是无意义的、甚至是危险的行动。按照世界卫生组织发布的哥德堡共识（World Health Organization， 1999）健康影响评价的价值原则包括：

民主原则——对于影响人民生活的决策（政策、项目、工程），人民有权利直接参与或选举自己的代表参与决策过程。坚守这个原则就是要求健康影响评价过程应该吸收可能受决策影响的公众参与，应该向社会、向可能受决策影响的公众公开其可能产生的影响，让所有受影响的人、所有利益相关者通过民主的方式进行决策。

公平公正原则——健康影响评价不仅评估决策（政策、项目、工程）对受影响人口健康的总体影响，而且评估健康影响在不同性别、年龄、种族、社会经济地位的群体中的分布。坚守这个原则就是要求健康影响评价要区分决策对不同群体的健康产生的不同影响，尤其是关注决策对弱势群体的健康产生的影响，并提出适当的决策建议以防止弱势群体的健康受到更多的伤害，帮助弱势群体得到更好的发展。

可持续发展原则——健康影响评价不仅评估决策（政策、项目、工程），强调无论是远期的还是近期的影响、无论是直接的还是间接的影响都应该纳入决策考虑范围。坚守这个原则就是要求健康影响评价把决策对健康的影响纳入时间框架和因果关系类型框架内加以评价。一个好的决策不应该是为了眼前的利益损害未来的利益。

证据的使用要符合科学伦理原则——用于健康影响评价的所有证据——无论是定性的证据还是定量的证据——都应该是基于严格的科学原则和方法基础之上获得的。坚守这个原则就是要求健康影响评价避免先入为主地拒绝或接受某种意见、看法，而是要用严格科学的方法对各种意见、看法进行检验，使用的所有证据都应该是公开的、透明的。

二、健康影响评价的基本步骤

健康影响评价是一个复杂而又连续的行动过程，依据其目的和具体任务的不同可以把健康影响评价区分为不同的阶段。一般而言，健康影响评价包括以下主要步骤（Centre for Health Equity Training，Research and Evaluation，the University of New South Wales，2007）。

（一）预评

并非所有的议案（政策、项目、工程）都需要进行健康评价，为了避免不必要的健康影响评估，在对议案进行健康影响评估前需要进行预评以确定是否需要进行健康影响评价。参与预评的人员主要包括有能力修改议案的决策者、议案的支持者、可能受到议案影响的社区人口的代表、具有健康影响评估能力的专家。

预评的主要工作包括准备工作、召开预评工作会议、做出预评报告。其中，准备工作主要包括：撰写议案简报，搜集可能受议案影响的人口资料，选择预评工具。

预评工作会议的基本任务是：确定预评拟使用的工具，明确预评对象，初步评估议案与健康的关系，如果议案与健康无关，则终止预评。否则，继续预评。初步评估议案对健康的影响，包括影响的范围和影响的重要性。初步评估健康影响在不同群体中的分布，评估变更议案的可能性，评估是否有其他更加适合的评估工具，评估评估团队自身的能力和资源情况。

预评报告一般包括：议案概要，议案对健康的影响状况概要，进行健康影响评价所需的资源，描述修改议案的可能性，预评建议等。

（二）设计健康影响评价计划

这一步的主要任务包括：成立一个指导委员会、选择一个合适的健康影响评价类型、确定评估范围、设计具体的评价计划、设定证据搜集范围。具体包括以下几方面主要工作：

（1）设立一个健康影响评价指导委员会。健康影响评价指导委员会是健康影响评价活动的权力机构、负责健康影响评价的组织、协调、指导等任务。设立健康影响评价指导委员会需要注意以下几个方面的问题：①健康影响评价指导委员会的代表性。为了提高其代表性，健康影响评价指导委员会的成员一般应该包括主要利益相关群体的代表。具体来说应该包括：项目方代表、项目所在地政府代表、项目所在地社区代表、可能受项目影响的主要群体的代表、健康影响评价专家。②健康影响评价指导委员会主席的选择。健康影响评价指导委员会的主席不一定是健康影响评价专家，但是需要具备公正、无私、受到各方利益代表尊重、具有协调和管理委员会的能力。③健康影响评价指导委员会需要就下述主要问题达成共识：健康和健康公平怎样定义，哪些群体或社区应该纳入评估范围，怎样对评价收集和使用的证据进行评估以解决证据冲突之矛盾，指导委员会通过什么样的方式形成指导意见。

（2）选择一个合适的健康影响评价类型。健康影响评价有四个基本类型，按照评价层次依次加深的次序分别为：书面评价、快速评价、中度评价、深度评价。除书面评价是利用已有的文献资料进行评价，其余三种类型的评价均需要进行实地调查，其主要区别之在于调查的深度和广度。影响选择评价类型的主要因素有：①项目规模。项目规模越大，越应该选择更深层次的评价类型。②项目影响的重要性。项目对健康的影响越大，越应该选择更深层次的评价类型。③项目的社会影响。项目的社会影响越大，就越应该选择更深层次的评价类型。④评价所需资源。可以用于开展评价的资源越充足，就越应该选择更深层次的评价类型。

(3)确定健康影响评价范围。影响健康影响评价范围的主要因素有两个方面，其一是议案本身包含的行动类型和范围，其二则是评价类型。基本原则是：议案本身包含的行动类型越多，健康影响评价范围也就相应越大，选择的评价层次越浅，评价范围也就相应越小。

（4）撰写健康影响评价计划。健康影响评价计划主要包括以下部分：背景以及评价类型，评价工作程序和时间节点、预算等。

（三）实施评估

这一步的主要任务是按照计划收集和分析资料。具体包括以下三个方面。

（1）调查受影响的社区/人口状况。主要包括：①受影响的人口总体状况，如规模、密度、分布、年龄、性别、出生率、民族、变化趋势。②受影响人口的健康状况，如老人、儿童等高风险人群的健康状况、养老设施和学校的状况、患病和失能状况、死亡原因、不同人群和社区对健康的看法等。③影响健康的一般因素，如受影响人口的生活方式、环境状况、社会经济状况等。

（2）收集资料。健康影响评价所需资料包括文献资料和现场收集的定性定量资料。从资料的形式上看，文献资料包括公开发表的学术研究论文和非公开发表的研究报告。从资料的内容上看，文献资料包括专门的健康影响评价资料和一般性的有关健康影响因素的资料。现场收集资料的方式主要包括访谈法、观察法、问卷法，等等。

（3）资料审核与分析。资料审核是指对收集到的资料的方式方法的合法性、科学性、资料内容的真实性等做出审核以判断资料的合法性和真实性。资料分析是指通过对不同性质、不同来源的资料进行比对以寻找资料之间逻辑关系的过程，它直接决定最终评价的准确性。不同性质的资料分析方法不同，定量资料的分析通常使用统计分析。定性资料分析本质上是内容分析，通过对不同资料的归类分析和关系分析，最终建构资料之间的逻辑联系并根据逻辑联系得出结论。

（四）撰写并提交评价报告

这一步的主要任务是撰写评价报告、评价指导委员会讨论通过评价报告、向项目方提交评价报告。完整的报告分为评价建议和评价报告全文两个部分。

（1）撰写评价建议。评价建议是对评价范围内的、议案对健康的影响情况做出的结论。评价建议包括四个方面的内容，健康影响评价的范围、主要证据和理论依据、对健康的主要影响、加强积极影响和减轻消极影响的措施。撰写评价建议的核心原则是可行性原则。评价建议的撰写技巧主要包括：①先报告积极的健康影响、后报告消极的健康影响。②语言简练、明确，对策建议要具体可行。③要明确报告谁有能力实施以及怎样实施对策措施。④可以用图表法列出评价对象、评价结论、对策行动。

（2）撰写完整的报告。评价建议是整个评价工作的核心成果，评价建议简洁明了、便于阅读者迅速了解主要结论，但在系统性、全面性方面则有所不足。完整的评价报告能够提供评价工作的详细过程，能够为健康影响评价学科的发展贡献经验知识。完整的报告应该包括：一个简明的摘要、一个详细的评价建议、一个对评价过程的详细介绍、评价结论。

（五）评价追踪

这一步包括两个部分的工作，其一是对健康影响评价本身进行评价，其二是追踪议案实施过程中产生的实际健康影响。

（1）对健康影响评价本身进行评价主要包括两个方面的内容：一是做了什么、哪些被认为是有用的，二是健康影响评价产生了哪些影响。对健康影响评价本身进行评价的方式主要有过程评价和结果评价两种方式。

（2）追踪议案实施过程中产生的实际的健康影响。这个过程中的主要工作包括三个方面：①比较议案执行过程中实际产生的健康影响和评价结论中发现的健康影响。②追踪评价建议的实施情况，分析建议未被采纳的原因。③依据议案实施产生的实际健康影响及时提出新的对策建议。

（3）撰写评价追踪报告。

第四节　我国社区变迁之健康影响评价面临的障碍和建议

一、健康影响评价在我国的发展状况

与国外的健康影响评价发展路径相似，我国健康影响评价的源头也可以上溯至环境影响评价。1972 年，我国代表团参加了联合国在瑞典的斯德哥尔摩召开的人类环境会议。翌年，我国的第一次全国环境保护会议将环境影响评价的概念引入我国。1978 年 12 月 31 日，在中共中央批转的国务院环境保护领导小组《环境保护工作汇报要点》中，第一次以党中央名义对环境保护做出了重要指示，并首次提出要开展环境影响评价。1979 年 9 月，我国颁布了《中华人民共和国环境保护法（试行）》将环境影响评价作为强制性法律制度确定下来，标志着我国环境影响评价制度的正式建立。1981 年的《基本建设项目环境保护管理办法》中明确把环境影响评价制度纳入基本项目审批程序。1989 年 12 月 26 日颁布的《中华人民共和国环境保护法》为行政法规中具体规范环境影响评价制度提供了法律依据和基础。1998 年 11 月国务院 253 号令颁布实施的《建设项目环境保护管理条例》对环评的内容、程序、基本要求、责任、惩罚等做出了详细的规定。2002 年 10 月，第九届全国人大常委会通过《中华人民共和国环境影响评价法》对环评的主体、对象、内容、程序等予以明确，使环评制度的法律地位和层次得到了很大提升，成为我国环评制度发展的重要里程碑（张云怀等，2011）。

虽然环境影响评价中包含健康影响评价的内容，但健康影响评价在环境影响评价中的影响甚微。在环境影响评估的发展过程中，与健康影响评价更加接近的社会影响评价开始出现。20 世纪 80 年代开始的三峡大坝工程环境影响评价中，社会影响评价成为重要的一个部分。20 世纪 90 年代，原国家计委投资研究所成

立了专门的社会评价课题组，出版了投资项目社会评价的指南和方法。水利、民航、铁路建设在各自的项目评价中增加了社会评价的内容，其他的部门如森林、煤矿、电力、公路、城市基础建设等方面也有相关的研究，提出了一定的评价指标和方法。2002 年，原国家计委出台《投资项目可行性研究指南》，建议在重大投资项目可行性论证中引入社会影响评价但未作硬性规定(李强和史玲玲，2011)。同年，云南大学与云南社科院的研究人员于 2002 年对云南澜沧江上的漫湾水电站及水库进行建成后的社会影响评价。结果发现，由于水电站和水库建设前没有进行充分的社会影响评价，电厂虽然盈利，但却导致了库区原有社区组织基本瓦解，吸毒、偷盗、打架斗殴事件频繁发生，库区居民生活质量明显下降（姜华和丁凯，2007）。

到目前为止，我国的健康影响评价主要还是附属于环境影响评价好社会影响评价，专门的健康影响评价在我国还非常少见。除江苏的仪征化纤有限公司项目、长江三峡大坝项目有明确的健康影响评价项目外（Huang，2012），还有就是在北京召开的 2008 年奥运会项目开展了明确的健康影响评价。北京市疾病预防控制中心、北京大学医学部公共卫生学院、北京市卫生局、北京市石景山区疾病预防控制中心、第 29 届奥林匹克运动会组织委员会联合对在北京召开的奥运会项目进行了健康影响评价（李春雨等，2007）。

二、社区卫生组织开展健康影响评价的可能性

客观地说，我国健康影响评价在我国的评价体系中还处于边缘地位，甚至还不为社会大众知晓。在这样的现实状况下提出由社区卫生组织牵头开展社区变迁之健康影响评价是否为时过早呢？我们的答案是否定的并认为已经具备开展社区变迁之健康影响评价的条件。

（一）国际影响评价领域已经积累了充分的健康影响评价知识

虽然国际健康影响的发展历程来看，健康影响评价曾长期依附于环境影响评价和社会影响评价，直到 20 世纪末才逐步独立出来，但这仅表明在过去健康影响评价的地位相对较低而已，而不是没有相关的知识和经验积累。随着卫生领域对健康的社会决定因素的认识逐步深入，世界卫生领域对健康的社会决定因素的重视，欧美国家纷纷把健康影响评价从环境影响评价或社会影响评价中单列出来或对健康影响评价提出专门的制度要求，许多国际组织也利用自己的影响在全球推动健康影响评价。

其实，健康影响评价所使用的实体知识并非是什么新知识，而是健康知识的

综合运用，其中最主要的知识是有关健康与环境、社会、文化、心理、生活方式、行为方式之间关系的知识，而这些知识广泛地分布于生物医学、社会医学、行为医学、医学人类学等多个学科领域。健康影响评价所需要的程序知识则可以从已经十分成熟的环境影响评价、社会影响评价领域学习借鉴。在国际上，从事健康影响评价的专家从既往的环境影响评价和社会影响评价领域积累的知识经验中分离出专属于健康影响评价的理论、知识和经验。并利用互联网、学术杂志等多种方式分享健康影响评价相关知识和经验。例如，世界卫生组织（WHO）、国际影响评价协会（IAIA）的网站都有专门栏目介绍和推广健康影响评价。此外、国外的很多研究机构和专业的健康影响评价机构也都建立自己的网站分享他们的健康影响评价经验。许多学术杂志也都刊登大量的有关健康影响评价的研究论文。可以说，健康影响评价在国际上已经发展成相对成熟的专业领域，具有相对统一的、全面涵盖理论、概念、程序、方法、技术、经验在内的知识系统。

在我国，环境影响评价的发展已经进入成熟阶段，积累了大量的关于如何开展影响评价的程序性知识，这些知识和卫生专业知识的相互结合、再借助国外的大量健康影响评价知识就可以为健康影响评价提供坚实的知识基础。

（二）社区卫生的发展为开展健康影响评价提供了条件

首先，有关社区卫生服务目的的制度规定为开展健康影响评价提供了制度基础。按照 1999 年卫生部等 10 个部门联合下发的《关于发展城市社区卫生服务的若干意见》规定，我国的社区卫生服务组织肩负的任务是“以人的健康为中心、家庭为单位、社区为范围、需求为导向，以妇女、儿童、老年人、慢性病患者、残疾人等为重点，以解决社区主要卫生问题、满足基本卫生服务需求为目的，融预防、医疗、保健、康复、健康教育、计划生育技术服务等为一体的，有效、经济、方便、综合、连续的基层卫生服务。”虽然在这个规定中没有明确提出健康影响评价任务，但是“以解决社区卫生问题、满足基本卫生服务需求为目的”这个原则性规定，为社区卫生组织在社区内开展健康影响评价提供了制度基础。因为健康影响评价能够有效地预防和减少因社区变迁而引发的健康问题，是最佳的健康促进和疾病预防手段之一，是实现上述目的的有效手段之一。

其次，社区卫生服务组织有能力开展健康影响评价。社区卫生服务人员都具有健康相关专业知识的专业人员，他们对影响健康的环境、生物、社会、经济、文化、生活、行为等各种因素都有知识储备，并且通过社区卫生服务获得直接的经验体验。社区卫生服务组织置身于社区之中，服务于社区居民，不仅对社区居民的生活相关、行为习惯、健康状况都非常熟悉，而且对社区的物理环境、经济环境、组织环境、文化环境等各个方面都非常熟悉。再加上长期的社区卫生服务建构了社区卫生服务组织和社区居民之间的密切联系和信任关系，可以说，社区卫生服务组织可以在极短的时间内就能了解社区内发生的各种变化都会。拥有健康相关知识、熟悉社区的变化状况构成了社区卫生服务组织牵头开展社区层面的健康影响评价的核心能力。

（三）社区治理结构的形成为开展健康影响评价提供了制度依据

在我国城市社区建设的纲领性政策文献《民政部关于在全国推进城市社区建设的意见》中明确指出："社区建设是指在党和政府的领导下，依靠社区力量，利用社区资源，强化社区功能，解决社区问题，促进社区政治、经济、文化、环境和健康发展，不断提高社区成员生活水平和生活质量的过程。""发展社区卫生，要把城市卫生工作的重点放到社区，积极发展社区卫生。加强社区卫生服务站点的建设，积极开展以疾病预防、医疗、保健、康复、健康教育和计划生育技术服务等为主要内容的社区卫生服务，方便群众就医，不断改善社区居民的卫生条件。"2013 年，中共中央十八届三种全会通过的《中共中央关于全面深化改革若干重大问题决定》明确要求"开展形式多样的基层民主协商，推进基层协商制度化，建立健全居民、村民监督机制，促进群众在城乡社区治理、基层公共事务和公益事业中依法自我管理、自我服务、自我教育、自我监督。"

上述两个重要政策文献为社区卫生服务组织开展社区层面的健康影响评估提供了制度依据。首先，社区卫生服务属于社区建设基本任务之一，社区卫生服务组织不是外在于社区的一个外来组织而是社区功能组织之一，这就确立了社区卫生服务组织的社区身份。其次，鼓励社区参与、利用社区资源、培养社区治理是社区建设的基本路径，这表明社区卫生服务组织有义务、有权利参与社区发展事务。最后，利用社区资源既然是社区发展的基本路径，当然也就是社区卫生服务发展的基本路径。社区卫生服务组织牵头在社区层面开展健康影响评价，预防和减少社区健康风险、保护和促进社区健康正是社区卫生服务组织参与社区建设、利用社区资源发展社区卫生服务的重要方式之一。

三、社区卫生组织开展健康影响评价的主要障碍与对策

（一）社区卫生组织开展健康影响评价的主要障碍

虽然国际经验证明，健康影响评价具有重要价值，尤其是在社区层面，健康

影响评价能够有效地预防社区发展政策、项目、过程造成的健康风险，是社区疾病预防和健康促进的有力手段。

国内也有研究者呼吁对城市建设项目实施健康影响评价（余斌和高军波，2007），呼吁社区卫生服务组织开展社区层面的健康影响评价，但是我国社区卫生服务组织至今尚未开展这项工作（周业勤，2012），其主要原因在于：

首先，我国社区卫生服务建设的理念落后。这种落后一方面首先表现在社区卫生服务建设的目的上。虽然我国政府对社区卫生服务建设目的的陈述中也提到“以人的健康卫生为中心”、“坚持预防为主、防治结合的方针”等，但更加强调社区卫生服务是“有效解决城市居民看病难、看病贵问题的重要举措”。在重治轻防的工作方针指导下，社区卫生服务的工作重心落在常见病、多发病、慢性病的治疗工作上，忽视了对健康的保护和促进，忽视了预防工作。

其次，社区卫生服务管理方式僵化。在重治轻防的工作方针指导下，我国的社区卫生服务管理工作重心相应地落在疾病治疗工作方面，几乎是照搬医院的管理模式，把社区卫生服务人员注意力、精力全部制度化地聚焦于疾病治疗活动。这种聚焦于疾病治疗而不是健康保护和健康促进的管理方式严重地限制了广大社区卫生服务人员的视野，使他们难以从社区卫生服务根本目的的高度思考社区卫生服务，窒息了他们的创造性，使他们难以创造性展开卫生服务工作，难以创造性地参与社区建设活动。

最后，社区建设缺乏对健康问题的关注。自 20 世纪末我国开始大规模的社区建设运动以来，自上而下的有关社区建设的政策、项目、工程如潮水般涌现。但除了像长江三峡大坝、西气东输这样大型国家工程因涉及社区移民而开展包括健康影响评价在内的环境影响评价外，其他绝大多数涉及社区的工程项目都未开展健康影响评价。在社区层面上，社区管理部门在规划和实施社区工程、项目过程中更加缺乏健康意识，少有向当地社区卫生组织征求意见以判断工程、项目对社区健康的影响的。

（二）推动社区卫生组织开展健康影响评价的对策建议

由社区卫生服务组织牵头在社区层面开展健康影响评价是有能力做也值得做的一项工作。为了尽快推动该项工作的发展，我们建议：

首先，要彻底改变社区卫生服务中重治轻防的发展方针。从卫生服务体系的功能角度看，预防和治疗是整个卫生服务体系的两大基本功能。欧美国家近些年把卫生服务工作向前推进到最前沿——健康促进领域，把整个卫生服务工作重心从治疗向健康促进和健康保护转移。从国际社区卫生服务发展史来看，从《阿拉木图宣言》发表以来，在世界卫生组织的推动下，绝大多数发展中国家和发达国家都把社区卫生服务的核心功能定位于预防或健康促进、健康保护并取得良好的效果。但是反观我国，改革开放以来竟然放弃了曾经被誉为世界典范的社区预防经验，把社区卫生服务的核心功能定位于治疗。究其原因，大概是由于我国社区卫生服务在 20 世纪八九十年代之间有个断裂，后来重建社区卫生服务工作的各项决策大都是医疗领域或曾经在医疗领域工作过的精英们做出，真正懂得社区卫生服务理念又能参与决策的人太少。要改变这种状况，只能靠懂得社区卫生服务的研究者努力，用国际的成功经验去说服决策者，以便开展社区卫生服务改革实验，最终用成功的经验推动我国社区卫生服务发展方针的改变。

其次，在上述前提之上改变社区卫生服务的管理方式。把社区卫生服务管理的重心从疾病治疗转移到健康促进和健康保护方面，从服务过程管理转移到服务结果管理方面，把绩效考核的重点从治疗服务的考核转移到社区人口的健康水平的考核上。因为健康促进和健康保护涉及的众多的健康影响因素，因而促进和保护健康的方式方法也千变万化。以健康教育为例，针对不同的受教育对象其教育方式方法也各不相同。因此，以健康促进和保护为重心的社区卫生服务工作不像以疾病治疗为重心的医院工作那样十分严格的标准程序和技术标准，通过适度放开社区卫生服务的过程管理，加强作为社区卫生服务结果的社区人口健康水平的考核，不仅可以解除不当管理给社区卫生服务人员造成的约束，而且可以激发社区卫生服务人员的创造性——创造性地运用各种已有的知识、经验、方法去保护和促进社区人口的健康，创造出新的保护和促进社区人口健康的知识、经验和方法，创造性地拓展自己的工作范围和工作方式以保护和促进社区人口的健康。

再次，在调动社区卫生服务工作者积极性的基础上还要帮助他们提高服务能力。具体来说，在开展社区健康影响评价方面，可以在国家级社区卫生服务管理机构下创办社区健康影响评价研究与推广中心。首先选派社区卫生服务领域中从事实践和研究的骨干力量到国外或国际组织接受健康影响评价培训，引进国际健康影响评价理念、知识、方法和经验等。这些人员回国后可与国内的环境影响评价协会合作，开展社区层面的健康影响评价、积累经验并同时准备在国内开展社区健康影响评价的培训工作，并由培训者和受培训者合作在受培训者所在社区开展社区健康影响评价。在此基础上，社区健康影响评价研究与推广中心组织专家编写社区健康影响评价指导手册，对社区健康影响评价的理念、价值、程序、方法、常用评价工具等进行介绍以帮助社区卫生服务人员在自己的社区开展健康影响评价。

最后，在总结社区健康影响评价经验的基础上推动社区健康影响评价的制度化。在社区健康影响评价制度化工作方面，国内的环境影响评价制度化历程可以作为摹本。当然，实践出真知，实现社区健康影响评价制度化的最根本路径还是实践，即通过和社区建设管理系统的合作，开展局部试点，以试点获得的经验教训为基础，在试点地区把社区健康影响制度化、法制化。再以此为基础，把社区健康影响评价的制度化工作逐步向全国推广，最终完成全国范围内的社区健康影响评价制度化和法制化进程。

参 考 文 献

姜华, 丁凯. 2007. 开展社会影响评价日显紧迫. 浙江经济, 26.

李春雨, 刘民, 梁万年, 等. 2007. 2008 年奥运会对人群健康影响评估指标体系的建立. 首都公共卫生, 1(2): 55.

李强, 史玲玲. 2011. "社会影响评价" 及其在我国的应用. 学术界(月刊), 156: 19.

摩根 R K, 唐湘茜. 2013. 环境影响评价回顾及展望. 水利水电快报, 34(8) :11.

王陇德. 2010. 健康生活方式与健康中国之 2020. 北京大学学报(医学版), 42(3) :245, 246.

余斌, 高军波. 2007. 我国城市化进程中的卫生问题. 城市问题, 4: 17.

张云怀, 姚建玉, 董西哲. 2011. 我国环境影响评价的回顾与发展. 北方环境, 23(4) : 82.

周业勤. 2012. 基于社区参与原则的社区卫生服务组织结构改革研究. 中国全科医学, 15(10A): 3218.

Broeder L, Penris M, Put G V. 2003. Soft data, hard effects. Strategies for effective policy on health impact assessment-an example from the Netherlands. Bulletin of the World Health Organization, 81(6) : 404-407.

Douglas M J, Conway L, Gorman D, et al. 2001. Achieving better health through health impact assessment. Bulletin of the World Health Organization, 59(5) :300-305.

Fehr R, Mekel O, Lacombe M, et al. 2003. Towards health impact assessment of drinking- water privatization-the example of water-borne carcinogens in North Rhine-Westphalia (Germany). Bulletin of the World Health Organization, 81(6) :408-414.

Huang Z. 2012. Health impact assessment in China: Emergence, progress and challenges. Environmental Impact Assessment Review, 32: 45-49.

Quigley R. 2006. Health Impact Assessment International Best Practice Principles. International Association for Impact Assessment: Fargo, ND. http://www.iaia.org/Non_Members/Pubs_Ref_Material/SP5.pdf.

World Health Organization. 1999. Health impact assessment: main concepts and suggested approach European Centre for Health Policy. Copenhagen: WHO Regional Office for Europe.